FrauSein & MannSein
in Balance

Urte Skorzinski

FrauSein & MannSein in Balance

Kraft und Schönheit in der Körpersprache der Lust

Bibliografische Information der Deutschen Nationalbibliothek:
Die Deutsche Nationalbibliothek verzeichnet diese Publikation in der Deutschen Nationalbibliografie; detaillierte bibliografische Daten sind im Internet über http://dnb.d-nb.de abrufbar.

Umschlagbild: Urte Skorzinski
Abbildungen im Buch: 1 – 5, 8, 9 von Monika Kuner,
Abbildungen 6, 7, 10 und 11 von Gunhild Skorzinski
Satz, Umschlaggestaltung, Herstellung und Verlag: Books on Demand GmbH, Norderstedt
ISBN: 978-3-8370-4932-9

Inhalt

Einführung 7

Die ureigene Kraft und Schönheit der Frau – was lehrt uns der weibliche Körper? 11

Hüterin des menschlichen Lebens 11
Wie schützen Frauen ihr Innerstes? 14
Eierstöcke – das Potenzial unserer Kreativität 19
Was beeinflusst den weiblichen Zyklus? 22
Äußerer Genitalbereich – die Lotusblüte der Frau 23
Welche Bedeutung hat die Brust bei uns Frauen? 27
Die urweibliche Kraft 31

Die ureigene Kraft und Schönheit des Mannes – was lehrt uns der männliche Körper? 36

Die Feuerstrahlenergie 36
Die urmännliche Energie 43
Die Urangst der Frau ist die Angst vor Vergewaltigung 45
Und was ist die Urangst des Mannes? 45

Wo und wie lebe ich männliche und weibliche Energie in Balance? 49

Weiterführende Gedanken zur Kraft der Veränderung 59

Sexualität – die Körpersprache der Lust 64

Was ist eigentlich sexuelle Energie – oder – was ist Erotik? Was passiert eigentlich beim Verliebtsein? 64
Sexualität – die Körpersprache der Lust 66
Die Körpersprache der Lust in den verschiedenen Phasen unseres Lebens 67
Sexualität ist Körpersprache ist Kommunikation 81
Lieben wir uns selbst? 92
Über die Verschiedenheit von Frau und Mann in der Körpersprache der Lust 94

Das Erleben des Orgasmus 103
Was passiert eigentlich körperlich beim Orgasmus?
Welche Unterschiede gibt es da bei Mann und Frau?
Gibt es individuelle Unterschiede? 110
Was ist Sprache? 117
Wie kann ich Heilung finden aus sexuellem Missbrauch und
Traumen? 120
Kommunikation 122
Problembereiche in der Sprache der Lust – was hindert mich,
Zugang zu meiner Lust zu finden? 133
Umgang mit sexuellen Phantasien 141
Prostitution 145
Lustlosigkeit – Was beeinflusst die Lust? 148

Traum **151**

Nachwort **153**

Einführung

Wir leben in einer Welt, in der alles sexualisiert wird. Von Bacardi-Rum über Zigaretten bis hin zu Keksen oder Gardinen.

Die Welt um uns herum scheint vor Erotik nur so zu vibrieren, nur in uns spüren wir da einen Mangel. Wie gerne würden auch wir vor Erotik vibrieren, voller lebendiger Lust durch das Leben ziehen. Ach wie schön waren die ersten Tage des Verliebtseins und wie aufregend die erste große Liebe! Und wir sehnen uns nach diesem Zustand.

Von dieser Sehnsucht lebt die Werbung. Doch ein Keks oder eine Gardine kann leider nicht die erotische Beziehung zu einem anderen Menschen ersetzen.

Warum verfliegt die Erotik in einer Beziehung? Oder können Mann und Frau sie doch am Leben erhalten? Was nährt sie? Was zerstört sie?

Kann mein Herz höherschlagen für jemanden, an dem ich ständig herumkritisiere, den ich abwerte und runtermache? Das war ja wieder typisch Mann/typisch Frau?

Wir leben immer noch in einer Gesellschaft, in der wir das andere Geschlecht offen oder versteckt in unseren Gedanken abwerten. „Diese draufgängerische Art von Männern ist nervend". Oder: „Den Frauen fehlt eben der Biss, um beruflich was zu werden. Kein Wunder, wenn sie meinen, so zu Hause um ihre Kinder herumglucken zu müssen."

Meine Absicht ist es, mit diesem Buch die Grundlagen zu legen für ein tieferes Verständnis von dem, was Frausein und Mannsein wirklich bedeutet. Meines Erachtens ist der Versuch der vergangenen 20 Jahre gescheitert, Männer und Frauen gleich zu machen. Sie sind es nicht.

Aber auch wenn sie verschieden sind, bedeutet es nicht, dass irgendeiner von beiden wichtiger oder unwichtiger ist. Die Zeiten des Patriarchats und noch viel länger die Zeiten des Matriarchats sind in unserem Kulturbereich überholt, auch wenn wir manchmal noch gegen Überreste anzukämpfen haben.

In der Verschiedenartigkeit von Mann und Frau die darin liegende Schönheit und Kraft erkennen, daraus ein neues Selbstverständnis und einen neuen Selbstwert entwickeln wie auch eine neue Wertschätzung dem anderen Geschlecht gegenüber, dies ist meine Absicht.

Dieses neue Selbstverständnis dem eigenen Geschlecht gegenüber und die verstehende Wertschätzung dem anderen Geschlecht gegenüber halte ich für die Grundlage, um eine Beziehung dauerhaft kraftvoll, lebendig und anziehend zu gestalten.

Und wenn Sie nun fortfahren, in diesem Buch zu lesen, so habe ich dabei eine Bitte an Sie. Es gibt eine alte Weisheit: Glaube nicht einfach, was du hörst oder was andere dir erzählen – prüfe es eingehend. Und erst wenn deine Prüfung ergibt, dass es für dich funktioniert, erst dann nimm es an.

In diesem Sinne möchte ich Sie auch beim Lesen dieses Buches auffordern: Glauben Sie nicht, prüfen Sie bitte das Geschriebene, ob und was für Sie funktioniert, für Sie Bedeutung hat. Wenn es für Sie funktioniert, wunderbar, so fangen Sie was damit an, machen Sie etwas Eigenes daraus, entwickeln Sie es für sich weiter. Funktioniert etwas nicht für Sie, so werfen Sie es bitte in ihren gedanklichen Mülleimer. Wir Menschen sind verschieden, es gilt nicht für alle das Gleiche.

In dieses Buch fließen kulturelles Wissen und Erfahrung aus anderen Kulturbereichen ein, ganz besonders aus dem „Indianischen" (siehe Nachwort). Meiner Ansicht nach liegt eine große Chance darin, über kulturelle Grenzen hinweg voneinander im Umgang mit unserer Geschlechtlichkeit, unserer Sexualität – der Körpersprache der Lust – zu lernen. Jede Kultur hat in einem jeweils anderen Teilbereich davon etwas besonders Schönes und Kraftvolles entwickelt. Jede Kultur hat auch ihren Schatten im Umgang mit der Körpersprache der Lust. Der Schatten unserer Kultur liegt in der Tabuisierung und Schambesetzung der Sexualität. Lernen wir unseren Schatten zu überwinden, indem wir kulturübergreifend von unseren Stärken lernen.

Dazu möchte ich Sie mit diesem Buch einladen.

Ein Hinweis noch: Ich habe versucht, Männer und Frauen in ihrer jeweiligen Sprachform anzureden, also statt „man“ auch „frau“ verwendet, oder habe Frauen und Männer separat aufgezählt. Doch da, wo die Flüssigkeit des Lesens eingeschränkt wurde, habe ich mir erlaubt, die beiden Geschlechter in ihrer bei uns gebräuchlichen männlichen Formulierung zusammenzufassen. Ich hoffe, dass diese Äußerlichkeiten Sie nicht daran hindern, sich auf Inhalte einzulassen. In diesem Sinne viel Freude beim Lesen.

Die ureigene Kraft und Schönheit der Frau – was lehrt uns der weibliche Körper?

Hüterin des menschlichen Lebens

Der weibliche Körper wird in unserer Kultur sehr verehrt. Er ziert Reklamewände und Titelblätter. Ja, schön sollen und wollen wir Frauen sein. Doch ist Frausein schön in unserer Gesellschaft?

Ist Frausein (an-)erkannt?

Unsere Gesellschaft definiert sich stark durch ihre Arbeitsleistung. Dabei zählen die bezahlte Arbeit in anerkannten Berufen und das Voranschreiten auf der Karriereleiter. Und hier fängt es schon an, problematisch zu werden mit den Frauen. Werden wir nicht immer wieder von Frauen „enttäuscht", die eine hervorragende Ausbildung hinter sich und eine steile Karriere vor sich haben? Sie geben diesen anerkannten Weg auf, um Kinder zu bekommen, und steigen auch nach der Geburt und Stillzeit nicht wieder voll ein, weil sie Rücksicht nehmen wollen und Zeit brauchen für ihre Kinder. – Aus Sicht der Gesellschaft ist dies der falsche Weg. Was zählt, sind Arbeit und Beruf und Geldverdienen.

Wollten wir diesem ehernen Ziel folgen, so wäre es gut, keine Kinder mehr zu bekommen, denn Kinder sind immer ein Störfaktor in der Berufswelt. Kinder lassen sich schwer kalkulieren und in festen Bahnen führen. Kinder werden krank und müssen betreut werden. Kinder können nachts nicht schlafen, haben Alpträume oder spucken mit Magen-Darm-Infekt mehrmals das ganze Bett voll. Kinder haben Schulprobleme. Mit anderen Worten: Kinder brauchen immer wieder Aufmerksamkeit, Zeit und Zuwendung von ihren Eltern – auch dann, wenn man und frau dafür gerade keine Zeit eingeplant haben.

Also ist die beste Lösung: Wir bekommen keine Kinder mehr, dann können wir den gesellschaftlichen Werten am besten gerecht werden. Das ist etwas, was sich in unserer Gesellschaft immer mehr durchsetzt, mit entsprechenden

Folgen für unsere Rentenkassen. Doch schauen wir uns das Ganze nicht nur auf der gesellschaftlich-politischen Ebene an, denken wir globaler:

Was würde passieren, wenn Frauen keine Kinder mehr bekommen würden? Das menschliche Leben auf diesem Planeten würde aussterben. Es gäbe kein menschliches Leben mehr auf der Welt.

Durch uns Frauen kommt das Leben auf die Welt, geht das menschliche Leben weiter. Diese Aufgabe der Frauen ist nicht zu unterschätzen. Sie sind die Hüterinnen des menschlichen Lebens und seines Fortbestehens. Sie sind das Eintrittstor für menschliches Leben in diese Welt. Dafür stellen sie ihren Raum und ihre Kraft zur Verfügung – nicht nur, um Leben auf die Welt zu bringen, sondern auch, um es zu nähren, zu pflegen und aufzuziehen.

Diese Fähigkeiten lehrt uns unser weiblicher Körper. Unser weiblicher Körper ist die Grundlage für das Verständnis weiblicher Energie.

Wie Leben durch uns Frauen auf die Welt kommt, ist für mich ein Wunder, und ich möchte sie einladen, dies mit mir aus staunenden Augen zu betrachten.

Die Frau ist in der Lage, in ihrem Zentrum einen Raum aufzumachen und ihn groß werden zu lassen, einen Raum, in dem neues Leben wachsen und sich entfalten kann. Wie dies geschieht, ist erstaunlich. Die Gebärmutter, normalerweise ein birnengroßer unscheinbarer Muskel, der innen mit Schleimhaut ausgekleidet ist, hat die Fähigkeit, als Muskel so zu wachsen und zu wuchern, dass nach neun Monaten (zehn Mondzyklen) in diesen 3,5 bis 4,5 kg reinpassen. Welcher andere Muskel in unserem Körper ist zu so einem Größenwachstum fähig, egal wie wir ihn trainieren?

Und es ist nicht nur Gewebezuwachs, – nein – dieser Muskel hat bei der Geburt die Kraft, über zwölf bis 24 Stunden und länger sich immer wieder zusammenzuziehen und dadurch das Kind zu drehen und durch einen enorm engen Kanal zu schieben bis ans Licht der Welt. Das ist wahre Frauenpower!!!

Die Kraft der Frau liegt nicht darin, einmal kräftig zu drücken, und das neue Lebewesen ist auf der Welt, – nein – die Kraft der Frau liegt in der Ausdauer. Sie verändert die Dinge im Kleinen, leistet Millimeterarbeit, schiebt etwas vor, bewegt, und Pause. Noch mal – und Pause. Und so immer weiter. Aber nicht aufgeben! Auf diese Weise passiert das Unmögliche: Das große, schwere Kind, das zuvor den ganzen Bauchraum ausgefüllt hat, gelangt so unbeschadet durch den engen Geburtskanal ans Licht der Welt.

Aber wie macht der Körper das? Zum einen lässt er neues Leben auf solch eine Weise in sich einnisten, dass eine vollständige Verbindung entsteht. Das eine Wesen kann sich allein vom Blut des anderen ernähren. Beide sind eins übers Blut. Zu keiner anderen Zeit wachsen wir so schnell wie im Mutterleib. Von mikroskopischer Größe bis auf 50 cm in nur neun Monaten. Dies ist fast unvorstellbar im Vergleich zu dem Wachstum, das wir außerhalb des Körpers kennen (ein paar Zentimeter pro Jahr), und nur über die Blut-zu-Blut-Verbindung möglich.

Zum anderen aber muss diese Verbindung zum richtigen Zeitpunkt in der Weise gelöst werden, dass weder die Mutter noch das Kind verbluten.

Für uns denkende Menschen wäre dies keine einfache Aufgabe. Mutter Natur hat dafür eine perfekte Lösung gefunden:

Ein Mutterkuchen wird von mütterlicher und kindlicher Seite gebildet und haftet an der Innenseite der Gebärmutter. Das Blut fließt von der Mutter über Mutterkuchen und Nabelschnur zum Kind und wieder zurück. Auf diese Art und Weise kann das Kind auch unter der Geburt, im Geburtskanal, versorgt werden mit allem, was es an Nährstoffen und Sauerstoff braucht, bis es dann an der langen Leine hinausgelassen wird in die Welt, immer noch versorgt von mütterlichem Blut, bis zu dem Zeitpunkt, an dem es selbstständig atmet, und diese Verbindung kontrolliert gekappt werden kann.

In der Gebärmutter löst sich nun nach der Geburt durch die Nachwehen der Mutterkuchen ab. Es entsteht eine riesige Wundfläche. Diese Wundfläche ist so groß und gut durchblutet, dass eine Frau innerhalb einer halben bis Dreiviertelstunde verbluten kann. Nur durch das Zusammenziehen der Gebärmuttermuskulatur und damit auch der Gefäße kommt die Blutung zum Stillstand. Sechs Wochen nach der Geburt ist die Gebärmutter wieder birnengroß und unscheinbar. Sie hat eine gewaltige Transformation, eine gewaltige Veränderung durchgemacht.

In Bildern gesprochen wiederholt sich dieser Prozess in der späteren Mutter-Kind-Beziehung. Unser Körper lehrt uns den richtigen Umgang mit dieser Situation:

In der Pubertät müssen wir auch unsere Kinder an der langen Leine hinauslassen in die Welt. Wir sprechen auch von der „zweiten Abnabelung“, die da ansteht.

Sobald unsere Kinder selbstständig (= „selbst stehend“) sind, das heißt in der Lage sind, auf sich gestellt zu leben, gilt es, diese Verbindungsleine zu kappen.

Uns Müttern und wohl auch manchen Vätern fällt das schwer. Gerne würden wir noch dieses nährende Band aufrechterhalten. Immer noch stecken wir viel Energie und Gedanken hinein. „Ob unser Sohn wohl allein klarkommt. Klappt es wohl mit dem Kochen und Wäschewaschen neben der Arbeit? Ob ich ihm nicht doch einen Kuchen vorbeibringen soll? Dann kann ich ja auch gleich mal nach der Wäsche schauen …“

Um als Mutter und Frau nicht unsere ganze Energie in diesem „Dem-Kinde-Nachtrauern“ zu verlieren, müssen wir lernen, uns wieder auf uns selbst zu beziehen, auf unsere eigene Mitte, so wie die Gebärmutter sich im Abnabelungsprozess in unserer Körpermitte zusammenzieht. Wir wissen: Die Geburt, der Abnabelungsprozess, die Nachwehen sind ein schmerzhafter Prozess, durch den wir hindurch müssen. Wir müssen lernen, uns vom versorgenden Mutterkuchen zu lösen, diesen auszustoßen, wieder leer zu werden, unser Innerstes wieder freizumachen für neue Aufgaben, neue Träume.

Wir haben dieses alles schon einmal durchgemacht bei der ersten Geburt, dem ersten Abnabelungsprozess. Nun wiederholt es sich im zweiten Abnabelungsprozess auf einer anderen Ebene. Aber wir können unserem Körper vertrauen. Er weiß, wie das geht. Wir können ihm zuhören, ihn als Spiegel nehmen, uns von ihm führen lassen.

Wie schützen Frauen ihr Innerstes?

Auch der Gebärmutterhals – das Tor zwischen dem innen und dem außen – geht durch Veränderungen. In der Schwangerschaft verschließt er die Gebärmutter nach außen und zum richtigen Zeitpunkt, wenn das Kind ausgereift ist, öffnet er sich bis auf 10 cm. Das ist mehr als die Größe der Gebärmutter im nicht schwangeren Zustand. Wie der richtige Zeitpunkt gesteuert wird, ist uns Schulmedizinern nicht wirklich klar. Nach der Geburt verschließt er sich wieder, ist in den ersten Tagen nach der Geburt noch knapp fingerdurchgängig, um dann in seinen alten Zustand zurückzukehren.

Außerhalb der Schwangerschaft hat der Gebärmutterhals ebenfalls eine wichtige Funktion. Er dient als Schutzwall, um unser Innerstes vor schädlichen und zerstörerischen Energien, wie zum Beispiel Bakterien, zu schützen und gleichzeitig aber auch lebenspendende Energien, nämlich die befruchtenden Samenzellen, hineinzulassen.

Wir Frauen verkörpern die empfängliche Kraft. Wir nehmen die Dinge in uns auf. Lassen sie in unser Zentrum, in unser Innerstes, dorthin, wo wir am verletzlichsten sind.

Gerade deswegen ist es so wichtig, dass wir verschiedene Schutzmechanismen haben, mit denen wir unser Innerstes schützen vor schädlicher, todbringender Energie/Bakterien und gleichzeitig offen sind für die lebenspendende Energie, die befruchtenden Samenzellen.

Gerade in direktester Nachbarschaft von Scheide und Gebärmutter haben wir im Enddarm nämlich eine Anzüchtung von massenhaft gefährlichen Bakterien, die uns dort bei der Verdauung helfen. Dort im Enddarm sind sie nützlich. Leider sind Bakterien aktive, quirlige Lebewesen, die sich neugierig fortbewegen und ihre Umgebung erkunden, und so erreichen sie auch die Scheide. Scheide, Gebärmutterhöhle und Eileiter sind aber im Prinzip ein offenes System in unserer Bauchhöhle. Samenzellen müssen bis in die Eileiter wandern können, um dort ihre befruchtende Kraft zu entfalten. Wenn Bakterien das Gleiche tun, können sie vom Eileiter aus bis in die Bauchhöhle vordringen. Dort würden sie eine lebensbedrohliche Bauchfellentzündung hervorrufen.

Wie schützt sich unser Körper vor diesen gefährlichen Bakterien? Wie schafft er es, auf mikroskopischer Ebene zwischen lebenspendenden Samenzellen und todbringenden Bakterien zu unterscheiden?

Und was lehrt es uns Frauen auf der übertragenen Ebene, wie wir unser Innerstes vor lebensfeindlicher Energie zu schützen haben? Sollen wir alles in uns aufnehmen, in uns hineinlassen?

Unser weiblicher Körper schützt uns durch drei Arten von Schutzmechanismen.

Beginnen wir von innen nach außen. Unser innerster Schutzwall ist der Gebärmutterhals, unser Tor nach innen. Dieser Gebärmutterhals ist normalerweise zwischen 4 und 5 cm lang und in der Regel auf voller Länge mechanisch verschlossen. Zum Zeitpunkt der Regelblutung öffnet er sich etwas, damit die Blutung abfließen kann, und er öffnet sich auch etwas zum Zeitpunkt des Eisprunges. Ansonsten ist dieses Tor zu.

Leider besteht die Gefahr, dass die winzigen Bakterien dennoch hindurchgelangen könnten. Aus diesem Grunde gibt es im Gebärmutterhals Drüsen. Diese Drüsen produzieren einen Schleim. Dieser Schleim ändert sich im hormonellen Zyklus. Und mit diesem Schleim wird der Gebärmutterhals von innen zusätzlich abgedichtet.

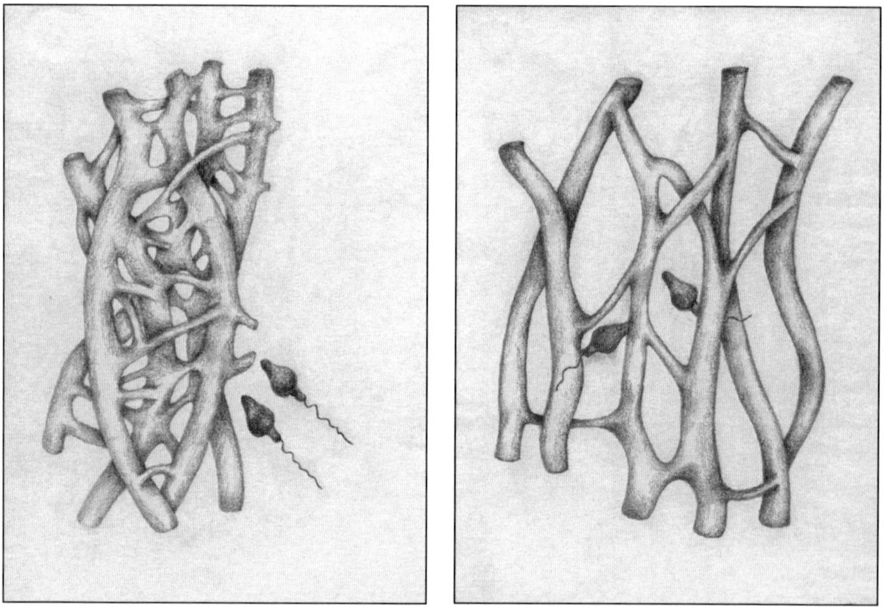

Abbildung: 1a und 1b

Normalerweise funktioniert dieser Schleim wie ein eng zusammengezogenes Gitter und ist damit für Samenzellen und Bakterien undurchdringlich (siehe Abb. 1a). Unter der zunehmenden Wirkung des Östrogens öffnet sich dieses

Gitter zum Eisprung (siehe Abb. 1b). Diese Gitterstruktur aus Zuckereiweißen (Glykoproteinen) scheint dann die Samenzellen auf ihrer Wanderung durch dieses Gitter eher noch zu unterstützen und zu beschleunigen. Unter der Wirkung von Gestagen, das nach dem Eisprung im Eierstock produziert wird, zieht sich das Gitter wieder zusammen und wird undurchdringlich.

Die Veränderung des Schleimes zum Eisprung hin können wir Frauen an uns selbst beobachten (wenn wir nicht Hormone wie zum Beispiel die Pille einnehmen). Zu diesem Zeitpunkt wird der Ausfluss hühnereiweißklar und weit auseinanderziehbar (Frauenärzte nennen das „spinnbar").

Dieser Schleimpfropf im Gebärmutterhals dient uns als zweiter Schutzmechanismus.

Der dritte Schutzmechanismus ist das Scheidenmilieu. Die Scheide selbst ist ein Muskelschlauch, der von innen mit Schleimhaut ausgekleidet ist. Die Schleimhaut wird beeinflusst von den Hormonen Östrogen und Gestagen, die vor allem in der Zeit zwischen Pubertät und Wechseljahren produziert werden. Mit Hilfe dieser Hormone lagern die Schleimhäute, besonders im Genitalbereich, Wasser ein und sind dadurch feucht, geschmeidig und dehnungsfähig.*

* Beim Wegfall der Hormone, was natürlicherweise in den Wechseljahren eintritt, kann es zu einer ausgeprägten Trockenheit und Verletzbarkeit der Schleimhäute kommen. Dies ist individuell sehr unterschiedlich und reicht von einer kaum merklichen Veränderung der Schleimhäute bis zu einer ausgeprägten Empfindlichkeit, wo allein die leichte Berührung mit einem Wattestäbchen bei der gynäkologischen Untersuchung die Schleimhaut zum Bluten bringt. Spätestens mit Wegfall der Hormonproduktion in den Eierstöcken in den Wechseljahren gilt für den Intimbereich eine ähnliche Pflege, wie für unser Gesicht. Nie kämen wir auf die Idee, morgens unser Gesicht mit Seife zu waschen und mehr nicht zu tun. In der Regel meiden wir Seife im Gesicht, reinigen es nur mit Wasser oder speziellen, sanften Reinigungsmitteln und wir pflegen es mindestens einmal täglich mit einer fetthaltigen Creme. Diese Art der Zuwendung braucht auch unser Intimbereich: Seifen und seifenähnliche Substanzen meiden, am besten nur mit Wasser und Öl

reinigen (Babyöl, wie beim Kinderpopo). Zusätzlich einmal täglich eine fetthaltige Creme (zum Beispiel Vaseline, Bepanthencreme oder Pflege mit Olivenöl). Bei sehr trockener Haut können vor der Fettpflege auch kurze Sitzbäder sinnvoll sein, so dass die Haut sich mit Wasser vollsaugen kann. Anschließend ist dann eine Fettpflege wichtig, damit die getankte Feuchtigkeit nicht gleich wieder verdunstet. Bei Hämorrhoiden ist es wichtig, diese nach dem Sitzbad kurz kalt abzuspülen, damit sie sich zusammenziehen können. Um es der Schleimhaut zu ermöglichen, wieder mehr Wasser einzulagern und dehnungsfähiger zu sein, können Hormonzäpfchen oder Hormonsalbe eine sinnvolle Ergänzung sein. Die darin enthaltenen Hormone wirken hauptsächlich lokal. Bei hormonabhängiger Krebserkrankung sollte dies mit dem betreuenden Arzt abgeklärt werden. Als Alternativen gibt es spezielle Feuchtigkeitszäpfchen für die Scheide, die das Scheidenmilieu ansäuern und einen anhaltenden Feuchtigkeitsfilm auf der Scheidenhaut bilden (zum Beispiel Replens oder Gynomunal). Auf diese Weise kann eine deutliche Linderung der Trockenheit erreicht werden.

Außerdem speichert die Scheidenschleimhaut unter den oben genannten Hormonen in ihren Zellen Glykogen. Dies ist ein Nährstoff, den Milchsäurebakterien lieben. Wenn also immer wieder glykogenreiche Zellen in der Scheide abschilfern, so ist dies ein gefundenes Fressen für Milchsäurebakterien. Milchsäurebakterien nehmen wir mit der Nahrung in Form von Joghurt auf, sie gelangen in unseren Darm und besiedeln von dort aus die Scheide. Durch die glykogenreiche Nahrung in der Scheide vermehren sie sich prächtig und produzieren – wie der Name schon sagt – Milchsäure. Die Säure sorgt für ein extrem saures Milieu in der Scheide (pH-Wert von 4,0), so dass außer Milchsäurebakterien nur noch ein paar Pilze existieren können. Alle anderen Bakterien, die in die Scheide einwandern, gehen durch das saure Milieu zugrunde und werden mit dem Ausfluss nach draußen befördert. Somit besteht der normale Ausfluss aus Gebärmutterhalssekret, abgeschilferten Schleimhautzellen, Milchsäurebakterien und Milchsäure und reinigt durch seinen Fluss von innen nach außen unsere Scheide.

So viel zu den Schutzmechanismen unseres Körpers, mit denen er uns und unser Innerstes schützt.

Eierstöcke – das Potenzial unserer Kreativität

Nun möchte ich Ihnen noch etwas erzählen über die Eierstöcke, aus deren Substanz alles entstehen kann: angefangen bei Haaren und Zähnen, über Nierengewebe, Lungengewebe und Knochen. In ihnen liegt unser ganzes Potenzial. Alles ist möglich. Und aus ihrer Beweglichkeit im Zusammenspiel mit den Eileitern entsteht das Wunder unserer Fruchtbarkeit.

In vielen Büchern werden die Eileiter wie zwei starre Arme und daneben die Eierstöcke gezeichnet. Die Realität ist aber eine ganz andere. Wie unsere Arme am Körper sind auch die Eileiter völlig beweglich an der Gebärmutter befestigt. Die Auffangtrichter der Eileiter sind vergleichbar mit unseren Händen und können einmal vor oder hinter der Gebärmutter, weit oberhalb oder zur Seite gestreckt liegen. Sie sind also sehr beweglich. Die Eierstöcke selbst sind mit einer Hautfalte und damit ebenfalls beweglich an der Gebärmutter fixiert. Auch sie können vor oder hinter der Gebärmutter, seitlich oder oberhalb von ihr liegen. Über einen Gefäßstiel von der Beckenwand werden sie mit Blut und Nerven versorgt (siehe Abb. 2).

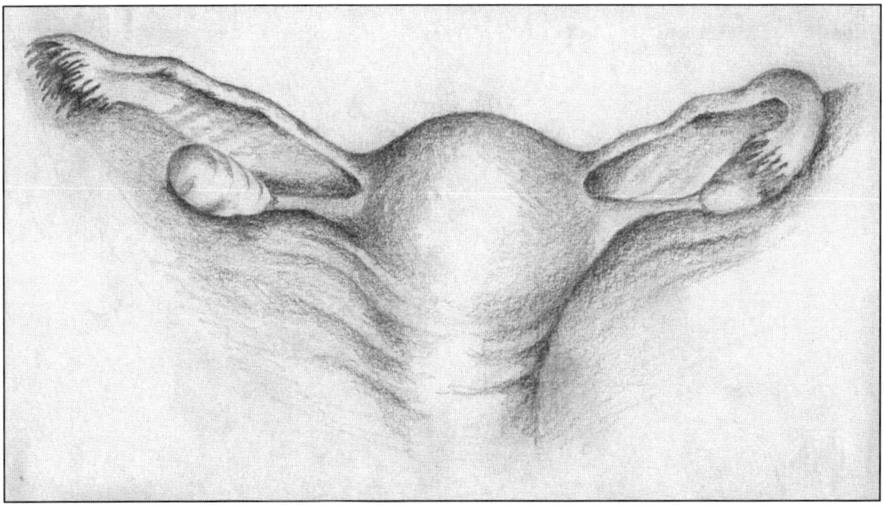

Abbildung: 2

Wenn die Natur etwas beweglich geschaffen hat, so hat das seinen Grund. Die Eierstöcke sind der Ort, wo Hormone (Östrogen und Gestagen) sowie die Eizelle selbst gebildet werden. Auf der Zeichnung (Abb. 3) erkennt man stark vergrößert die Oberfläche eines Eierstocks mit einem heranreifenden Eibläschen. Abb. 3d zeigt den Eisprung. Am Rand des Eibläschens wird das Östrogen gebildet. Nach dem Eisprung wandelt sich das Eibläschen in den gelb gefärbten, so genannten „Gelbkörper" um. Nun wird zusätzlich zum Östrogen das Gelbkörperhormon, Gestagen oder auch Progesteron genannt, gebildet.

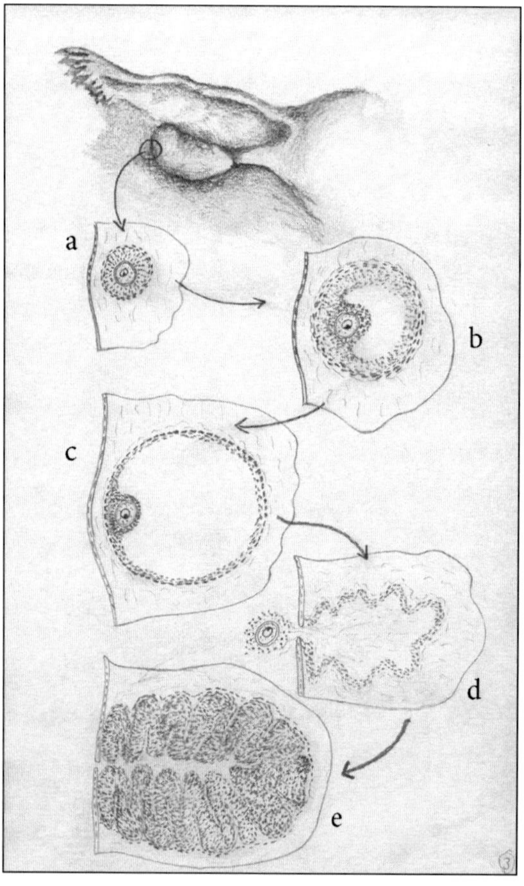

Abbildung: 3

Wären Eierstock und Eileiter ein starres System, was würde dann beim Eisprung passieren? Das Ei würde in die freie Bauchhöhle springen. Können wir dort etwas damit anfangen? Nein.

Also funktioniert das Ganze so, dass, bevor das Ei springt, an dieser Stelle des Eierstocks Botenstoffe abgegeben werden. Auf diese Botenstoffe reagiert der Auffangtrichter und stülpt sich über das sprungbereite Ei am Eierstock. Das Ei springt in den Auffangtrichter und kann hier von den Samenzellen des Mannes befruchtet werden. (Übrigens sind die Samenzellen des Mannes drei bis fünf Tage lebensfähig, die Eizelle zwölf bis 24 Stunden.) Das befruchtete Ei wandert dann in sieben

Tagen vom Eileiter in die Gebärmutter und nistet sich dort ein. Die Befruchtung ist ein eher seltenes Ereignis in unserem Leben. Ohne eine Befruchtung durch die Samenzellen wird das Ei von der Schleimhaut im Eileiter abgebaut bzw. mit der Regelblutung ausgeschieden.

Erstaunlich ist, dass selbst bei fehlendem Eierstock (der zum Beispiel wegen einer Zyste operativ entfernt werden musste) und nur vorhandenem Eileiter auf der einen Seite sowie bei nicht vorhandenem Eileiter (zum Beispiel wegen einer Eileiterschwangerschaft operativ entfernt) aber ebenfalls nur einseitig vorhandenem Eierstock auf der anderen Seite diese beiden Organe trotzdem zusammenkommen können und eine Schwangerschaft möglich ist (siehe Abb. 4). Dies empfinde ich als ein wahres Wunder der Fruchtbarkeit.

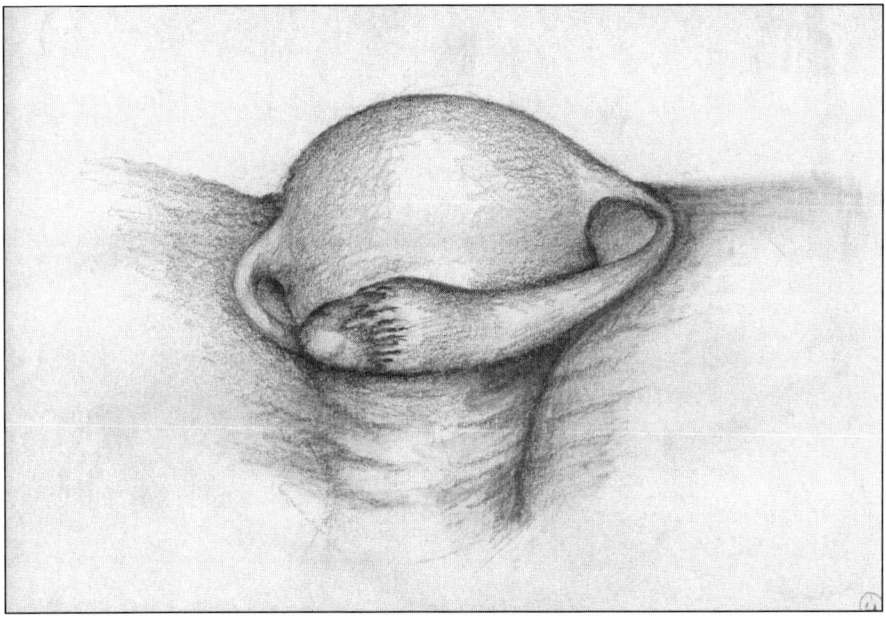

Abbildung: 4

Was beeinflusst den weiblichen Zyklus?

Darüber hinaus sind wir Frauen über unseren Hormonzyklus angedockt an größere Zyklen, wie zum Beispiel den Mondzyklus, und können über unseren Körper verstehen lernen, was es bedeutet, in Zyklen zu leben. Zyklen sind stets kreisende Wiederholungen, die aber nie ganz gleich sind. Damit sind wir in Übereinstimmung mit der Natur, die sich auch im Zyklus durch die Jahreszeiten bewegt, immer wieder kommt ein Frühling und doch gleicht kein Frühling völlig dem anderen.

Auf der einen Seite scheint sich also unser Körper automatisch von innen her immer durch den gleichen Rhythmus (Zyklus) zu bewegen. Gleichzeitig ist unser Körper aber in der Lage, sich an äußere Situationen anzupassen. So bleibt in Hungersnöten die Periode aus, weil es in diesen Zeiten äußerst ungünstig wäre, schwanger zu werden. Der Körper versetzt die Eierstöcke in einen Tiefschlaf, so dass keine weiblichen Hormone produziert werden, die Periode bleibt aus. In unserer Gesellschaft kennen wir keine Hungersnot, aber dafür den künstlichen Hunger, das heißt die Krankheit Magersucht. Auch hier bleibt die Periode über Monate bis Jahre aus. Die hormonelle Situation dieser an Magersucht erkrankten Frauen entspricht der von Frauen jenseits der Wechseljahre. Für nicht wenige Frauen hat Stress eine ähnliche Wirkung und führt zu Verschiebungen der Periode bzw. zu längerem Ausbleiben. Extreme Stresssituationen, wie zum Beispiel traumatische Erlebnisse im Kosovokrieg, können betroffene Frauen auch mit 30 Jahren dauerhaft in die Wechseljahre führen. Andere Frauen dagegen sind in ihrem Zyklus sehr stabil, die Periode kommt jeden Monat „pünktlich auf die Minute", egal, was in der Außenwelt passiert. Andererseits kann auch zu untypischen Zeiten ein Eisprung ausgelöst werden. Dies erklärt auch, warum im Zweiten Weltkrieg, wo die Männer selten zu Hause waren, trotzdem so viele Kinder gezeugt werden konnten. Es zeigt sich immer wieder, dass sogar während der Regelblutung ein Eisprung ausgelöst werden kann und dass ein Orgasmus den Eisprung fördert.

Wir sehen also, dass äußere Bedingungen Einfluss haben auf unser inneres hormonell-zyklisches Geschehen.

Verständlich wird dies auch, indem wir erkennen, dass die Hormonproduktion der Eierstöcke gesteuert wird über die Hormone GnRH, LH und FSH, die in der Hirnanhangsdrüse produziert werden. Die Hirnanhangsdrüse hat über Nervenbahnen engen Kontakt zum übrigen Gehirn. Auf diese Weise haben äußere Einflüsse, die im Gehirn verarbeitet werden, über Nervenbahnen Einfluss auf die Hirnanhangsdrüse und ihre Hormonproduktion (GnRH, LH, FSH). Diese veränderte Produktion der Steuerhormone GnRH, LH und FSH bewirkt dann an den Eierstöcken Änderungen unseres inneren hormonellen Milieus.

Äußerer Genitalbereich – die Lotusblüte der Frau

Die Sprache sagt uns viel über unser Verstehen und unser kulturelles Erbe. So ist das, was uns Lust bereitet und Lebensenergie in Form eines neuen Lebewesens manifestiert, mit Scham überzogen. Wir sprechen von Schamhügel, Schamlippen, Schamhaaren oder wir flüchten in eine sehr distanzierte Sprache, die mit nichts andeutet, womit wir es eigentlich zu tun haben: die Scheide, das Glied. Oder wir vergrößern noch mehr die Distanz zwischen dem, was diese Dinge für uns bedeuten, welche Gefühle wir damit verbinden und wie wir sie benennen, indem wir den lateinisch-medizinischen Ausdruck dafür benutzen: die Vagina, der Penis, die Klitoris (griechisch), das Genitale.

In anderen Kulturen gibt es andere Bilder für den Ort unseres Körpers, der uns höchstes Vergnügen ermöglicht. So vergleichen die Asiaten den Genitalbereich der Frau mit einer Lotusblüte.

Dieses Bild der Lotusblüte hat eine tiefere Bedeutung und ermöglicht uns mit Worten, Zugang zum Verstehen zu bekommen. Auf diese Weise können wir die starke Grenze unserer Kultur überwinden, die unser sexuelles Handeln (und damit auch die vielen positiven körperlichen Erfahrungen in der Lust) von unserem „reinen, klaren“ Denken trennt, indem sie Worte der Scham dazwischensetzt.

Ich möchte mich mit Ihnen nun auch vorsichtig in dieses Gebiet vortasten und Ihnen dabei von Dingen erzählen, die im Allgemeinen nicht so bekannt sind.

Unter den großen Schamlippen – oder treffender auch Lustlippen genannt? – befindet sich ein Venengeflecht, der so genannte Vorhofschwellkörper. Bei Erregung wird hier (genauso wie beim Mann in seine Schwellkörper) Blut hineingepumpt und er schwillt an. Auf diese Weise erheben sich die Scham-/Lustlippen und öffnen sich. Um mit dem schöneren Bild der Lotusblüte zu sprechen: Die Blütenblätter der Lotusblüte öffnen sich bei Erregung und geben ihr Innerstes, den Eingang zum Kelch, frei (siehe Zeichnung Abb. 5). Dieser weitet sich mit zunehmender Lust. Zusätzlich werden im Eingangsbereich Duftstoffe freigesetzt und die Schleimhäute werden mit einem Feuchtigkeitsfilm überzogen.

Die Klitoris ist ebenso ein Schwellkörper, bestehend aus einem Schaft und zwei Schenkeln, die unter dem Scham-/Lustbein liegen (Abb. 6). Der Schaft hat oben ein Köpfchen, das besonders empfindlich ist und von vielen Nerven durchzogen wird ähnlich der Eichel des Mannes. Dieses Köpfchen liegt oberhalb des Scheideneingangs. Oft wird es von einem Häutchen bedeckt, kann aber auch freiliegend und dann entsprechend empfindlicher sein. Auch die Klitoris schwillt bei Erregung an und der Schaft ist dann gut unter der Haut zu tasten. Wenn sie anschwillt, erhebt sich auch das Köpfchen und tritt noch mehr hervor. (Mich erinnert die Form der Klitoris immer an einen Schmetterling, halb verborgen unter unserem Lustbein.) Der

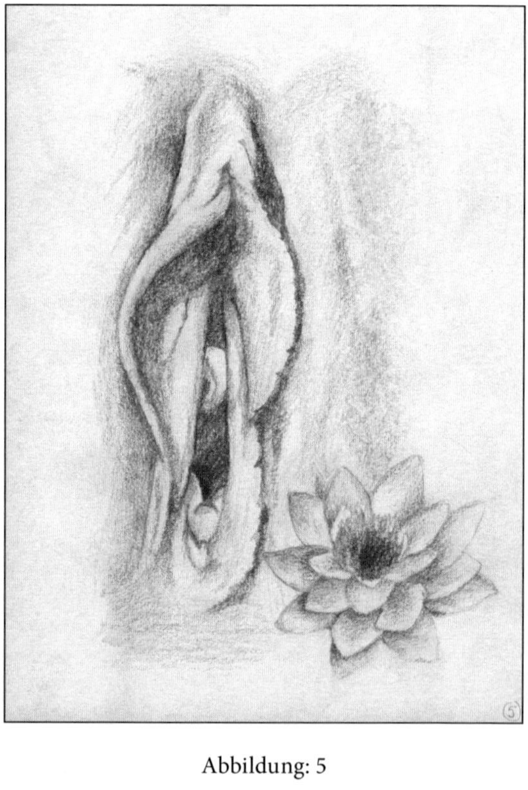

Abbildung: 5

Abstand zwischen Klitoris und Scheideneingang ist von Frau zu Frau sehr verschieden. Es gibt Frauen, bei denen das Köpfchen direkt oder bis 0,5 cm oberhalb des Scheideneingangs liegt. Hier führt die Gleitbewegung des Penis in der Scheide zu einer Stimulierung der Klitoris. In vielen Fällen ist aber der Abstand größer, 3 cm und mehr. Hier führt die Gleitbewegung des Penis in der Scheide zu keiner ausreichenden Stimulierung der Klitoris. Diese Frauen können allein durch den Geschlechtsverkehr in der Regel keinen über die Klitoris vermittelten Orgasmus erleben. Dies ist anatomisch bedingt und bei ca. 60 % der Frauen der Fall. Hier sind andere Formen der Klitorisstimulierung gefragt.

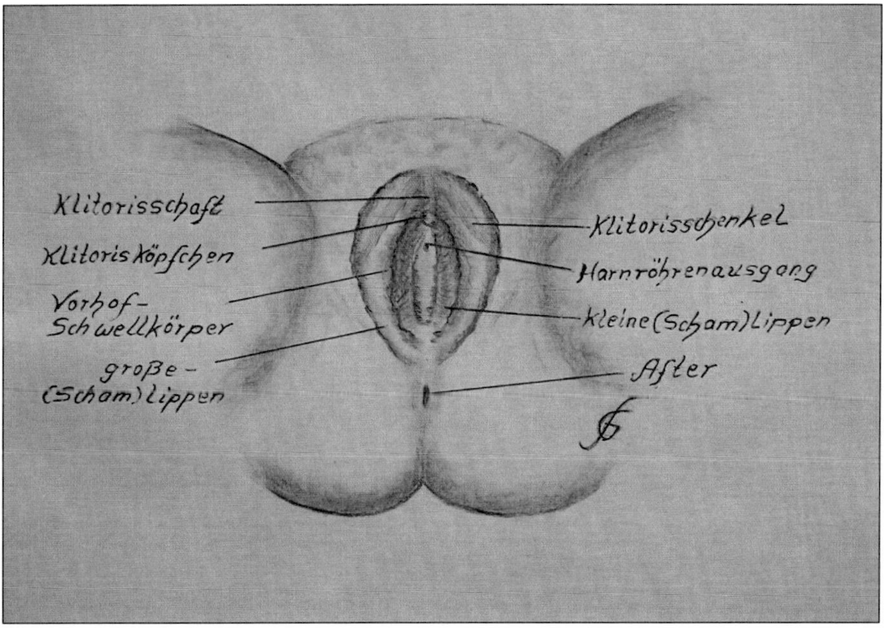

Abbildung: 6

Orgasmen können aber nicht nur durch Stimulierung der Klitoris (klitoraler Orgasmus) ausgelöst werden, sondern auch durch Stimulierung des so genannten G-Punktes in der Scheide.

Die Schleimhaut der Scheide hat so gut wie keine Nervenversorgung, Berührungen spüren wir dort normalerweise nicht, außer am Gebärmutterhals, der sehr schmerzempfindlich sein kann. Nur ein kleines Areal in der Scheide ist von Nerven durchzogen. Es ist der so genannte G-Punkt. Dieser liegt an der vorderen Scheidenwand, auf der Mittellinie unseres Körpers (siehe Abb. 7). Der G-Punkt ist, ähnlich der Klitoris, bei jeder Frau unterschiedlich weit vom Scheideneingang entfernt – zwischen wenigen Millimetern bis zu mehreren Zentimetern. Oft liegt er auch hinter einer Hautfalte verborgen.

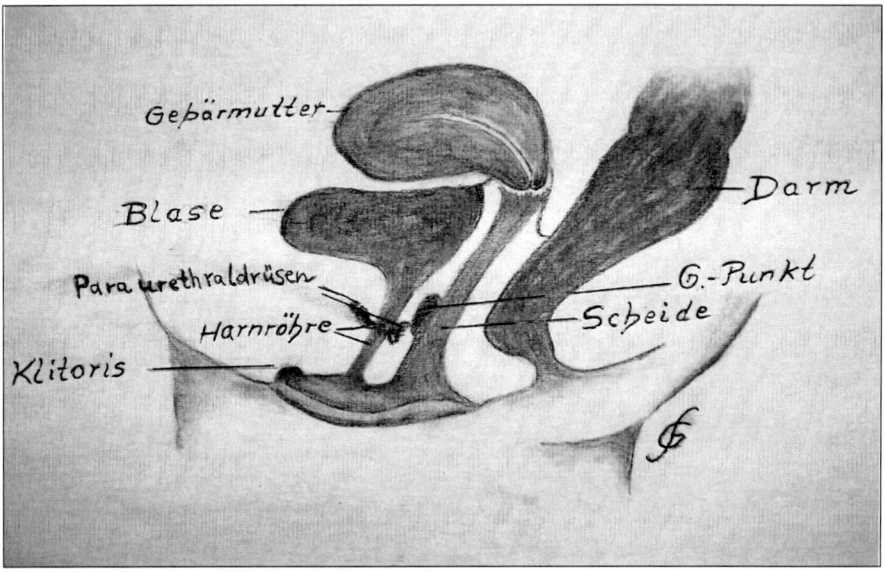

Abbildung: 7

Stimulierung dieses Punktes kann zu einem vaginalen Orgasmus führen, der eine andere Art des orgastischen Empfindens auslösen kann als der klitorale Orgasmus.

Darüber hinaus sind Männer und Frauen aber auch ohne körperliche Stimulierung in der Lage, Orgasmen zu erleben – sei es zum Beispiel in Träumen (bei Männern werden sie als „feuchte Träume“ bezeichnet, Frauen erleben aber genauso Orgasmen in ihren Träumen) oder zum Beispiel durch spezielle Atemtechniken.

Es gibt noch eine weitere Besonderheit bei einigen Frauen, die wenig bekannt ist: „der weibliche Erguss".

Alle Frauen besitzen um die Harnröhre herum kleine Drüsen, die Periurethral- oder Paraurethraldrüsen genannt werden. Sie entsprechen der Prostatadrüse des Mannes und sind bei Frauen als Restkörper in unterschiedlicher Ausprägung angelegt. Da, wo sie stärker ausgebildet sind, kann es beim Orgasmus zum Auspressen eines Sekretes über die Harnröhre kommen (entsprechend der Prostatasekretproduktion und der Entladung dieses Sekretes im Erguss beim Mann). Die Frau hat einen Erguss. Vielen Frauen ist dieses Phänomen unbekannt. Sie spüren lediglich, dass da etwas aus der Harnröhre kommen will, und versuchen, es zu unterdrücken aus Angst vor unwillkürlichem Urinabgang. Aber das Sekret dieses Ergusses sieht völlig anders aus, es ist elfenbeinfarben und riecht auch anders. Das Phänomen des weiblichen Ergusses hat auch Hemingway in seinen Büchern beschrieben.

Darüber hinaus sieht jede Lotusblüte/jeder Genitalbereich einer Frau anders aus. So wie keine Hand der anderen gleicht, gleicht keine „Lotusblüte" der anderen. Die Behaarung ist unterschiedlich, die kleinen Scham-/Lustlippen können sehr klein und schmal sein bis zu sehr stark ausgebildet, fleischig und wie ein Vorhang auseinanderzubreiten Die Vagina kann kurz und breit bis lang und eng sein. Über den unterschiedlichen Sitz von Klitoris und G-Punkt und das Aussehen der Klitoris und ihres Häutchens habe ich schon gesprochen.

Und wie ist Ihre Blüte beschaffen?

Welche Bedeutung hat die Brust bei uns Frauen?

Die Brust ist das nach außen hin sichtbare Symbol unserer Weiblichkeit.

Unterschiedliche Bedeutungsebenen der Brust als Symbol der Weiblichkeit spielen in unserer Gesellschaft und in unserem Alltag als Frau eine Rolle.

In der allgemeinen gesellschaftlichen Bedeutung steht die weibliche Brust zusammen mit dem Kopf der Frau für **Schönheit und Erotik.** In dieser Weise prangt es auf jeder Fernsehzeitschrift und nicht nur auf dieser. Das Wichtigste, was es von einer Frau abzubilden gibt, sind Kopf und Oberkörper. Wie dieser Oberkörper auszusehen hat, fällt je nach Zeitgeist anders aus. Mal ist mehr, mal weniger Oberweite gefragt. Aber die Schönheit einer Frau ist geprägt durch ein schönes Gesicht, schöne Haare und durch einen „tollen Busen". Ein paar andere Details wie eine schlanke Taille kommen dann noch hinzu.

Diese kollektive Wahrnehmung, die uns in tausend Abbildungen in den Medien entgegenspringt, beeinflusst auch das Selbstbildnis einer jeden Frau, wenn auch in unterschiedlichem Maße. Kaum eine Frau wird sich aber dieser gesellschaftlichen Prägung und Symbolkraft vollständig entziehen können.

Auf einer allgemein eher unterbewussten Erfahrungs- und Bedeutungsebene erleben wir Frauen mit der Brust noch etwas anderes, was auch in die symbolische Bedeutung der Brust einfließt.

Die Brust mit ihrer runden, weichen anschmiegsamen Form ist etwas, das wir gerne berühren. Gerne nehmen wir runde Gegenstände in die Hand. Kennen Sie Handschmeichler, runde Gegenstände aus Holz, die einfach nur dafür da sind, damit wir ihre runde weiche Form mit den Händen genießen können? Die Brust hat diese runde weiche Form, sie hat keine Ecke und Kanten und sie füllt unseren Handteller.

Darüber hinaus kann aus der Brust Nahrung entspringen, Milch. Die Brust macht es uns Frauen möglich, nährend zu sein. Die milchgebende Brust ist eine ständig aus sich selbst heraus füllende Quelle, die den Hunger in der Welt, den Hunger der Kinder stillt. Sie ist die Quelle des Lebens. Sie ist Fülle.

Als Kind an der Brust zu liegen, bedeutet warm, weich, eingekuschelt, geborgen und gehalten zu sein, den Pulsschlag des Lebens (das Herz der Mutter) zu hören, so wie im Mutterleib, und satt zu werden. Dies ist eine frühkindliche Erfahrung, die uns vielleicht unser ganzes Leben lang prägt. Die Brust der Mutter ist das Land, wo Milch und Honig fließen (süße Milch). Das Schlaraffenland, das kleine Paradies. So erleben wir es als Säuglinge.

Als Frau eine Brust zu haben, birgt die Möglichkeit, diese Fülle, diese Kraft zu schenken, Nahrung für andere zu sein, diesen besonderen Ort der Geborgenheit zu schenken.

Und dieses Erlebnis setzt sich fort, wenn die Kinder größer werden. Auf dem Schoß der Mutter zu sitzen, ist dann der Ort der Geborgenheit, und sich an ihrer Brust auszuheulen, sich dort einzukuscheln. Nahrung fließt nicht mehr aus der Brust, sondern aus ihrem Kochtopf, und auf diese Weise ist sie als Mutter weiter nährend. Zusätzlich nährt sie ihre Kinder jetzt mit Geschichten und Wissen.

Natürlich können auf diese Weise auch Männer nährend sein und ihren Kindern Geborgenheit vermitteln. – Doch das Ursymbol, das dahintersteckt, ist die weibliche Brust: der erste Ort, wo wir als Neugeborene Wärme, Geborgenheit und Sattwerden erlebten. Die Fülle des Lebens.

Die Brust lehrt uns, über die Geburt hinaus weiter sorgend und nährend zu sein für unsere Kinder. Erst nähren wir mit unserem Blut, dann mit unserer Milch, dann aus dem großen Kochtopf. Dabei bewegen wir das Kind immer weiter von unserem Zentrum weg.

Und wir wissen auch als Erwachsene – egal ob Mann oder Frau –, immer noch, was es bedeutet, den Kopf an die Brust eines anderen Menschen zu legen, den Pulsschlag zu hören und in der Umarmung geborgen zu sein.

Meiner Ansicht nach spielt auch in die Erotik diese Grunderfahrung mit hinein. Die Anziehungskraft der weiblichen Brust macht auch die Erinnerung an diesen Ort der Geborgenheit, der Wärme und des Sattwerdens aus. Wir sehnen uns dahin zurück. Außerdem kommt noch der Reiz des Unbekannten hinzu. Besonders erotisch ist es, wenn wir den Ansatz der weiblichen Brust im Ausschnitt sehen können, der Rest aber verhüllt ist. Es weckt die Neugierde, den Reiz auf den Rest, der verhüllt im Verborgenen liegt. Besondere Anziehungskraft hat dabei meines Erachtens das Tal zwischen den zwei Hügeln. Der Weg in die Tiefe, ins Unbekannte, der Reiz, diesen zu entdecken.

Als dritte Bedeutungsebene kommt schließlich noch unsere persönliche Erfahrung mit unserer eigenen Brust hinzu. Diese kann völlig abweichen von den bisher angesprochenen Bedeutungen und damit widersprüchliche Gefühle in uns auslösen. Bestimmte Zeiten und Ereignisse sind dabei besonders prägend.

So ist es die Pubertät, die Zeit, in der unsere eigene Brust wächst. In dieser Zeit müssen wir uns als Frauen mit unseren veränderten Körperformen auseinandersetzen. Unser Körper verändert sich von einem Mädchenkörper zu einem Frauenkörper. Wir setzen Fettpolster an und die Brust wächst. Wollen wir das so? Gefällt uns das so? Welche Frauen kenne ich? Will ich so sein wie diese? Will ich solche Frauenrollen einnehmen? Will ich solche Körperformen annehmen? Bin ich stolz auf meine Brust? Stört sie mich beim Sport?

Wie reagiert die Umwelt auf meine veränderte Körperform, insbesondere auf meine wachsende Brust? Wie schauen sie mich an? Wird mir hinterhergepfiffen? Finde ich das toll oder stört es mich? Welche Bemerkungen höre ich im Schwimmbad? Oft sind es besondere Erlebnisse, die sich uns einprägen und für uns bestimmend sind und als Erfahrung die Symbolbedeutung meiner Brust prägen.

Eine solche Erfahrung wäre zum Beispiel, wie ich mit leicht ausgeschnittenem T-Shirt an etwas älteren Jungs vorbeimarschiert bin und ihre bewundernden Blicke spürte. Dies erfüllte mich mit Stolz und ab da verkörperte meine Brust für mich Stolzsein auf mein Frausein.

Oder ich musste erleben, wie andere über mich im Schwimmbad lästerten: „Schau mal, die da mit ihrem Flachbrett/Atombusen!“ (Je nachdem, ob andere meine Brust als zu klein oder zu groß bewerteten). Was sich mir durch dieses Erlebnis einprägte und wofür meine Brust ab da stand, war die Erfahrung, als Frau abgewertet worden zu sein. Oder ich musste die Erfahrung als Jugendliche machen, dass andere ältere Männer nach meiner Brust grabschten. So trägt ab da die Brust für mich die Bedeutung, als Frau missbraucht, benutzt worden zu sein.

All diese unterschiedlichen Erfahrungen prägen unser Frausein, unsere Rolle als Frau und sie prägen unsere Beziehung zu unserem Körper, insbesondere zu unserer Brust. Sie beeinflussen, wie wir uns kleiden, und in welcher Haltung wir unsere Kleider tragen.

Weitere Erfahrungen als stillende Mütter oder das Erleben unserer Brust im Liebesspiel können diese Symbolbedeutung der Brust abwandeln. Doch die Grundeinstellung zu unserer Weiblichkeit, die sich im Symbol der Brust oft kristallisiert, wird meist in der Pubertät geprägt, in der Zeit, in der diese Körperform entsteht gemeinsam mit dem Bewusstsein, was es heißt, eine Frau zu sein.

Nicht selten tragen wir diese damals geprägte Grundeinstellung zu unserer Brust ein Leben lang mit uns, obwohl längst andere Erfahrungen im Vordergrund stehen. Deutlich wird dieses dann manchmal erst, wenn eingreifende Veränderungen an der Brust bevorstehen, zum Beispiel im Rahmen eine Brustkrebsoperation. Wir hatten zum Beispiel als Jugendliche mal die Entscheidung getroffen, dass die Brust für uns nichts wert ist, wir gut ohne sie auskommen könnten (gut ohne unsere Weiblichkeit auskommen könnten). Jetzt stellen wir angesichts der bevorstehenden Operation fest, dass uns die Brust wichtig geworden ist, dass wir sie schön finden und nicht auf sie verzichten wollen (sie Ausdruck unserer Weiblichkeit ist, die wir mittlerweile angenommen haben und auch genießen).

Genauso gut kann es auch anders herum sein, während wir früher dachten, nichts dürfte unserer schönen Brust passieren, sie ist unser ganzer Stolz, stellen wir nun fest, dass sie diese Bedeutung verloren hat. Andere Körperteile haben dies übernommen. Wir lieben unsere schönen Fesseln und Waden, wissen sie galant unter Röcken zu präsentieren, oder lieben einen entsprechenden Schlitz im Rock oder im Kleid.

So wie sich die Form der Brust auch außerhalb von Schwangerschaft und Stillzeit immer wieder ändern kann und ändert, so kann sich auch ihr Symbolgehalt für uns selbst immer wieder wandeln und neue Bedeutungen annehmen.

Die urweibliche Kraft

Ich habe ihnen nun erzählt, welche Qualitäten, welche Fähigkeiten und Gaben der weibliche Körper aufweist. Wir haben uns angeschaut, wie dieser weibliche Körper in der Lage ist, empfänglich zu sein, Fremdes in sich aufzunehmen, sei es den Mann oder neues Leben, einen Raum in sich zu öffnen, Leben in sich wachsen zu lassen, es in einem Akt der Kraft auf die Welt zu bringen und es zu nähren.

Ich habe Ihnen dies erzählt, weil unser weiblicher Körper, so wie er funktioniert, ein Spiegel ist für unsere urweibliche Kraft. Diese Kraft gilt es, nicht nur auf der konkreten Ebene von Schwangerschaft und Geburt zu leben, sondern sie geht weit darüber hinaus.

Die Fähigkeit, empfänglich zu sein, Fremdes in sich aufzunehmen, bedeutet auch: zuhören, sensibel sein, wahrnehmen, offen sein für das, was von außen an einen herangetragen wird. Dafür einen Raum in sich öffnen, mit diesen herangetragenen Dingen unterwegs sein, mit Ideen schwanger gehen. Sie verweben mit den eigenen Träumen, der eigenen Kreativität.

Über unsere Eierstöcke sind wir in der Lage, alle Formen menschlichen Lebens zu kreieren von der Nierenzelle über Haare und Zähne. Sie symbolisieren auf der körperlichen Ebene den Ort unserer Kreativität. Das Eibläschen symbolisiert den Traum. Der Eierstock ist der Ort, wo noch alles möglich ist, das ganze Potenzial zur Verfügung steht.

Die Träume und Ideen wachsen in uns, werden immer konkreter, verändern dabei ihre Form und ihr Aussehen. Sie brauchen viel Zeit, um heranzureifen und auszureifen, bis sie so weit sind, um als konkretes Projekt in die Welt geboren zu werden. In dieser Weise sind wir Frauen fruchtbar. Auf diese Weise bringen wir unsere Fähigkeiten und Gaben in die Welt und bereichern die Welt.

Dies kann der Traum sein, schöne Gegenstände, Schalen und Vasen aus Ton zu formen, daraus entwickelt sich eine eigene Töpferwerkstatt und daraus internationale Ausstellungen oder eine Schule, um diese handwerklichen Fähigkeiten besonders Kindern spielerisch zu vermitteln. Es kann der Traum sein, wie man die Neugier und den Forschungsdrang der Kinder schon im Kindergarten spielerisch unterstützt und ihnen dadurch schon in diesem Alter ein tieferes Verstehen ihrer Umwelt ermöglicht, so wie es ihrer Neugier entspricht. Es kann der Traum sein, einen Betrieb auf eine besondere Art zu führen, die es den Mitarbeitern erlaubt, stärker ihre Fähigkeiten und Begabungen einzubringen und gleichzeitig erfolgsorientiert zu arbeiten.

All diesen Träumen, eingeschlossen dem Traum vom eigenen leiblichen Kind, ist es eigen, dass wir uns viel vorstellen können, wie sie sein sollen, wenn wir noch mit ihnen schwanger sind. Ab da, wo sie geboren sind, zeigen sie ihr eigenes Gesicht. Ab da stehen sie nicht mehr nur unter unserem, sondern auch unter fremdem Einfluss und entwickeln sich vielleicht ganz anders, als wir uns das vorgestellt haben. Und irgendwann kommt immer der Zeitpunkt, wo wir feststellen müssen, dass sich unsere Träume verselbstständigt haben, ohne uns weiterleben können oder wollen, in fremde Hände übergegangen sind, oder wir uns auch verändert haben und neue Träume, neue Aufgaben uns rufen.

Doch auch wenn sich der Traum vom Schuhladen anders entwickelt hat als geplant, er ist doch durch uns in die Welt gekommen. Er hat die Welt und uns ein bisschen verändert, bereichert.

Es ist der weibliche Körper, der uns lehrt, wie sich Träume manifestieren und dass, auch wenn sie auf der Welt sind, sie weiter viel Zuwendung, Aufmerksamkeit und Pflege brauchen, um ihr volles Potenzial zu entfalten.

Des Weiteren sind wir Frauen Raumwesen. Wir haben eine besondere Beziehung zum Raum.

Es fängt damit an, dass wir Frauen in der Lage sind, uns zu öffnen, in uns einen Raum zu öffnen. Da, wo vorher nur die Gebärmutter war, ist nun Platz und Raum für etwas Neues, für werdendes Leben. Diesen Raum stellen wir zur Verfügung und unsere Zeit und Kraft, das Neue zu nähren und mit uns rumzutragen. Wir sind bereit, unseren eigenen Raum, unseren Körper, in dem wir wohnen, völlig verändern zu lassen. Unser Körper verändert seine Formen und Proportionen. Wir werden möglicherweise schon ab der Frühschwangerschaft kurzatmig und müde, am Ende der Schwangerschaft können wir uns vielleicht noch nicht mal mehr selber die Schuhe binden und müssen jede Stunde nachts raus, weil das Kind auf die Blase drückt.

Wenn das Kind auf der Welt ist, nehmen wir uns den Raum und die Zeit zum Stillen, sorgen wir für die richtige Atmosphäre, die das Kind zum Stillen braucht.

Wir führen einen „Haushalt“, das heißt, wir stellen Raum zur Verfügung, indem wir ein „Haus halten“, in dessen Räumen eine angenehme Atmosphäre waltet, unsere Kinder und Partner sich wohl fühlen und genährt werden mit dem, was sie brauchen an Nahrung, Zuwendung, Aufmerksamkeit, Unterstützung. Wir sind da, ansprechbar, offen für Probleme, Fragen, Liebkosungen, nährend und kochend, sorgend für Schönheit und Geborgenheit. Wir halten den Raum dafür, wir sind dieser Raum. Wir stellen ihn mit unserem Körper zu Verfügung.

Wir Frauen haben auch ein gutes Gespür für Atmosphäre. Wir können einen Raum betreten und spüren sofort die Ausgelassenheit oder die Anspannung. Wir spüren dies körperlich. Wir spüren Tabus. Und wenn jemand wagt, diese Tabugrenze zu überschreiten, das Tabu zu brechen, so spüren wir diese Schockwelle wieder körperlich und möchten körperlich aus diesem Raum verschwinden, möge sich der Boden unter unseren Füßen auftun und sich über uns wieder schließen.

Auch in der Sexualität – in der Körpersprache der Lust – sind wir Raumwesen. Lust beginnt bei uns meistens mit Berührung. Berührung am ganzen Körper. Angefangen an den Fingerspitzen, Nackenhaaren oder Fußsohlen.

Und die Atmosphäre des Raumes spielt ebenso für uns eine wichtige Rolle, aber darauf werde ich an anderer Stelle noch eingehen (Seite 94).

Das ist die Beschreibung der Kraft, die dem weiblichen Körper eigen ist. Aber jede Struktur hat auch ihre Kehrseite, ihre Schattenseite.

Aus dem bisher Gesagten ergibt sich, dass für uns Frauen die größte Gefahr darin besteht, dass wir uns über unsere Grenzen hinaus zur Verfügung stellen, mehr als wir tatsächlich halten können, immer offen für Probleme, Anfragen und Nöte anderer und uns dabei verausgaben, erschöpfen, vergessen den innersten Kern unseres Wesens zu schützen.

Und während ich das schreibe über die Frauen und den weiblichen Körper, höre ich zwischendurch die Männer sagen: „Aber auch wir Männer haben Träume, nicht nur Frauen, auch wir Männer gründen eigene Firmen."

Ja, natürlich, sie haben völlig Recht.

Korrekterweise müsste ich sagen: Uns Menschen (Männern und Frauen) lehrt der weibliche Körper … – auf Dauer klingt es aber nüchtern und anonym, wenn ich immer von „dem weiblichen Körper" und nicht von Frauen sprechen würde, und es würde uns schwerfallen, uns damit zu identifizieren.

Aber es bleibt dabei: Der weibliche Körper lehrt uns, Männern und Frauen … Was wir aber über den eigenen Körper erfahren, ist uns meist erst mal näher, vertrauter – mehr nicht.

Wir lernen sowohl vom eigenen Körper und seiner geschlechtlichen Struktur als auch vom Körper gegenüber, im Umgang mit dem anderen und dessen geschlechtlicher Struktur.

Ich werde in einem Extrakapitel noch mal darauf eingehen, was es für uns Menschen bedeutet, von beiden geschlechtlichen Strukturen zu lernen und dieses Gelernte in Balance zu leben.

Im Moment möchte ich Sie nur bitten weiterzulesen und offen zuzuhören, was Sie hier über die Struktur und die Wesenheit des Weiblichen bzw. des Männlichen erfahren können. Vertrauen Sie darauf, dass ich nicht zurück will zu den festgelegten Rollenzuweisungen früherer Zeiten. Wenn Sie mich persönlich kennen würden, wüssten Sie, wie sehr das mir und meinem Wesen widersprechen würde.

Und damit uns der wesenhafte Unterschied zwischen dem Weiblichen und dem Männlichen im Vergleich deutlicher wird, möchte ich nun erzählen über:

Die ureigene Kraft und Schönheit des Mannes – was lehrt uns der männliche Körper?

Die Feuerstrahlenergie

Der männliche Körper lehrt uns die männliche Energie.

Die Aufgabe des männlichen Körpers ist es, möglichst nahe an den Ort des Geschehens vorzudringen. Der Ort des Geschehens ist dort, wo weibliche und männliche Energie (das heißt Eizelle und Samenzelle) zusammenkommen, verschmelzen und ihre schöpferische Kraft entfalten. Dieser Ort ist der Eileiter und befindet sich (natürlicherweise) im Inneren der Frau.

Um diesen Ort zu erreichen, braucht es eine weit reichende, zielgerichtete Energie. Das unterscheidet die männliche Energie grundlegend von der weiblichen, die ja abwartend, einladend, sich öffnend ist.

Der Mann muss in fremdes Gebiet eintauchen, er muss sich über seinen Körper, seine Körpermitte und das ihm Bekannte hinauswagen. Es zieht ihn ins Unbekannte. Und er muss seine befruchtende Energie, die Samenzellen, noch weiter durch fremdes Land schicken, nämlich durch die Gebärmutter hindurch bis zum Eileiter (den Ort ihrer Bestimmung). Dafür muss er seine Samenzellen mit Druck hinausschießen und sie mit Nahrung und einer Schutzschicht gegen das saure Milieu der Frau versorgen. Die alkalischen Sekrete aus Prostata und Samenbläschen bieten diesen Schutz und enthalten die notwendige Nahrung. Hierin sind die Samenzellen eingebettet und ergeben zusammen die Samenflüssigkeit.

Diese weit schießende, über die eigenen Körpergrenzen hinausgehende Energie können wir auch als Feuerstrahlenergie bezeichnen.

Sie erkennen, die männliche Energie ist eine völlig andere Energie als die weibliche. Die männliche Energie führt vom Körperzentrum weg ins Unbekannte. Die weibliche führt zum Körperzentrum hin ins Innerste und nimmt das Unbekannte auf, lässt es in sich ein, lässt sich darauf ein. Die männliche Energie ist sehr aktiv, zielgerichtet. Mit einer enormen Power schießt sie ins Unbekannte, hinaus in die Welt. Die weibliche Energie ist ruhiger, nach innen gekehrt, kreativ, verwebend.

Also ist es die Aufgabe des Mannes in diesem schöpferischen Kraftakt, seine Lebensfunken so nahe wie möglich an den geschützten Ort des Geschehens zu bringen, das heißt in den Schoßraum der Frau. Dieser Akt sollte für Mann und Frau mit Lust und Vergnügen einhergehen, damit beide ihn gerne wiederholen. Da die Frau nur zu bestimmten Zeiten fruchtbar ist (im Durchschnitt zwölf bis 24 Stunden in 28 Tagen), ist es wichtig, dass die männliche Fruchtbarkeit nicht zeitlich begrenzt ist. Der männliche Körper kann rund um die Uhr Samenzellen produzieren und sie in eine Ruhephase schicken, aus der er sie von jetzt auf gleich erwecken kann. Außerdem muss er immer Nahrung und Schutzschild(-schicht) für sie bereithalten und er muss viele (Millionen) aussenden, damit wenigstens eine seiner Zellen die Eizelle in diesem unbekannten Land findet.

Auch hier möchte ich Sie einladen, sich mit mir anzuschauen, auf welch wunderbare Art und Weise der männliche Körper diese Aufgabe löst.

Um das Unbekannte erreichen zu können, brauchen Männer eine Verlängerung ihres Körpers. So wie wir Arme brauchen, um einen Raum außerhalb unseres Körpers zu erkunden, hat der Mann einen Penis/ein Glied*, um das Unbekannte zu erreichen und bis vor das innere Tor der Frau zu gelangen. Das Glied des Mannes ist so beschaffen, dass es in der Regel gut in die Scheide der Frau passt. Dieses Glied muss fest genug sein, um sich problemlos einführen zu lassen. Es muss gleichzeitig aber auch weich genug sein, um nichts in der Frau zu verletzen.

Dafür hat die Natur den oberen Schwellkörper und den Harnröhrenschwellkörper (siehe Abb. 8) erfunden. Auf diese Art und Weise kann das Glied weich und elastisch anschwellen und den Vorhof der Frau, die Scheide ausfüllen.

---

* Über das Problem der Sprache habe ich mich ja schon ausgelassen und werde im weiteren Verlauf des Buches dieses weiter ergänzen.

Damit das Glied des Mannes sich aber trotz der Feuerstrahlenergie den Weg zum Vorhof der Frau vorsichtig und sensibel bahnt, hat die Natur die Spitze des Penis (die Eichel) mit vielen Nerven versehen. Die Eichel ist damit ähnlich empfindsam wie die Klitoris und die Lustlippen der Frau. Und wir wissen, wenn die Frau in ihrer Lust und Erregung ist, dann öffnen sich ihre Lustlippen und weitet sich der Vorhof und im Scheideneingangsbereich geben Drüsen Duftstoffe und Flüssigkeit ab, um das Ineinandergleiten zu unterstützen.

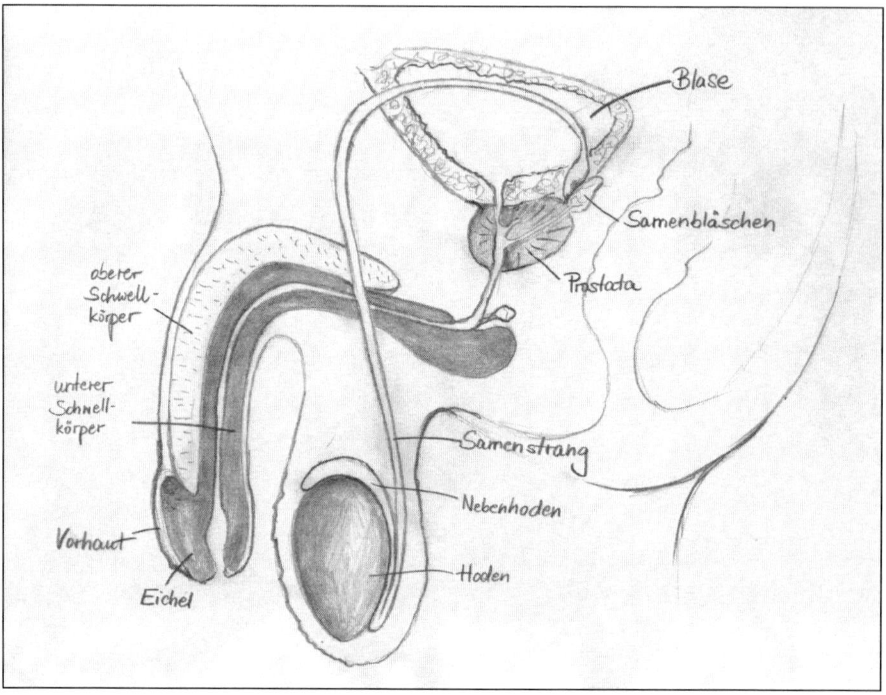

Abbildung: 8

Und so wie jede Lotusblüte der Frau und ihr Vorhof (Scheide) anders geformt sind, ist auch der Genitalbereich eines jeden Mannes, sein Feuerstab und sein Hodensack (leider fehlt mir für Letzteres ein schöneres Bild, vielleicht fällt Ihnen ja eines ein), einmalig und einzigartig in seinem Aussehen, seiner Größe und in seiner Form.

Aber nicht immer passen Glied und Vagina gut zusammen, immer wieder gibt es auch Probleme. So zum Beispiel wenn die Frau sehr eng und schmal ist und das Glied des Mannes sehr breit. Oft löst sich das Problem nach einer normalen Geburt, da dabei der Kopf des Kindes Scheide und Scheideneingang weitet. Ansonsten ist es wichtig, dass die Frau nur in höchster Erregung das Glied des Mannes in sich einführt. Gleitgel kann hier hilfreich sein. Dabei ist es wichtig, dass die Frau das selber steuern kann, um dabei maximal entspannt zu sein. Jede Anspannung führt zur Verengung der Muskeln im Scheideneingangsbereich. Jeder Schmerz führt zu Anspannung und zusätzlicher Verengung. Ein Kissen unter dem Po der Frau kann hilfreich zum Entspannen des Beckens sein oder eine Haltung, in der die Frau auf dem Mann liegt oder sitzt und damit das Hineingleiten des Mannes besser steuern kann. Oft ist es aber auch hilfreich, Lust und Orgasmen auf anderen Wegen als dem, des „Geschlechtsverkehrs" zu erfahren, um so über lange Zeit Vertrauen und Entspannung aufzubauen. [Außerdem ist „Geschlechtsverkehr" nur einer von vielen Wegen, um Lust zu erfahren und nicht unbedingt der, der das meiste Vergnügen bereithält.]
Bei anderen Paaren tritt das Problem auf, dass der Mann das Gefühl hat, sich im großen Vorhof der Frau zu verlieren. Seine Sehnsucht nach Umhüllung, ihre Sehnsucht ausgefüllt zu werden, können so nicht gestillt werden. Hier kann Beckenbodentraining, das heißt ein bewusstes Lernen, die Vaginalmuskulatur anzuspannen und zu entspannen, hilfreich für beide sein. Darüber hinaus gilt es kreativ zu sein, zu tricksen, mit Händen und Fingern das feinfühlig zu zaubern, wonach der andere sich sehnt.

Meist fügt sich das Glied des Mannes optimal in den Vorhof (Vagina) der Frau ein. Dies geschieht, indem bei Erregung vermehrt arterielles Blut – der Kraftstoff des Lebens – in den Schwellkörper hineingepumpt wird und er anschwillt. Die pralle Haut des Schwellkörpers setzt der Schwellung eine Grenze. Durch die Schwellung werden die schlaffen Wände der Venen zusammengedrückt. Der venöse Abfluss ist somit vermindert. (Die arteriellen Wände sind muskulöser und widerstehen zunächst dem Druck.) Die Erschlaffung erfolgt durch Verschluss der Arterien oder Nachlassen des arteriellen Zuflusses bei nachlassender Erregung.

Der untere Harnröhrenschwellkörper ist dabei so aufgebaut, dass beim Anschwellen die Harnröhre nicht zusammengedrückt wird, damit die Samenflüssigkeit durch die Harnröhre hindurchsausen kann.

Der Hoden entspricht dem Eierstock der Frau. Er ist der Ort, wo Hormone und Samenzellen produziert werden. Die Samenzelle enthält alle genetischen Informationen des Mannes, sie enthält sein Potenzial und die einzelne Samenzelle bestimmt mit ihrem Inhalt, ob das zu zeugende Lebewesen weiblich oder männlich wird. Der Hoden ist von einem Kanälchensystem durchzogen. In diesem Kanälchensystem erfolgt die Samenzellbildung und Ausreifung.

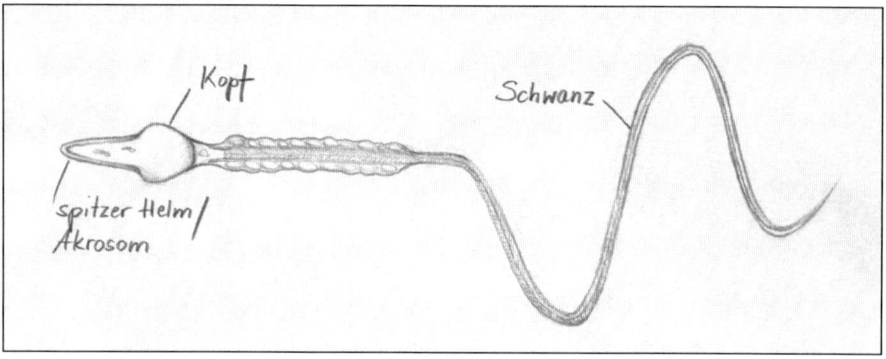

Abbildung: 9

Eine ausgereifte Samenzelle (Spermium) (siehe Abb. 9) hat einen Kopf mit einem spitzen Helm darauf (Akrosom), um mit Hilfe der Stoffe in dem Helm die Eihülle zu öffnen. Am Kopf, der den Zellkern beinhaltet, ist der Schwanz befestigt. Der Schwanz ist hochbeweglich und kraftvoll. Mit seiner Schlagkraft bewegt sich die Samenzelle vorwärts.

Für die Ausreifung der Samenzellen ist wohl eine im Vergleich zur Körpertemperatur um 2 bis 5 °C niedrigere Temperatur wichtig. (Bei einer höheren Temperatur wird möglicherweise die Samenzellbildung unterdrückt.) Deswegen liegen die Hoden außerhalb des Körpers als „Anhängsel“ geschützt zwischen den Beinen. Der Hodensack, der Hoden und Nebenhoden umgibt und schützt, ist sehr sensibel innerviert, vergleichbar mit den Scham-/Lustlippen der Frau. Diese Sensibilität ist wichtig, damit der Mann gut auf diesen so nach vorne hin frei daliegenden Körperteil achtet. Immerhin ist dieser der Garant für den Fortbestand des menschlichen Lebens von männlicher Seite aus. Zu nutzen machen können man und frau sich diese Sensibilität aber auch im Liebesspiel, wo sie dem Vergnügen dienen kann.

Eingelagert werden die fertigen Samenzellen im Kanälchensystem des Nebenhodens, der dem Hoden aufliegt. Hier werden sie in einen Sekretmantel eingehüllt, reifen nach und warten darauf, aus ihrem Schlaf geweckt zu werden. Dies geschieht bei der Ejakulation.

Dabei werden im Samenleiter, der den Nebenhodenkanal fortsetzt und eine ausgeprägte Muskelwand besitzt, durch das Zusammenziehen dieser Muskeln in der Muskelwand eine Sog- und Druckwirkung aufgebaut und die Spermien aus dem Nebenhoden gesogen und durch den Samenleiter in den hinteren Teil der Harnröhre gedrückt. Samenbläschen und Prostata entleeren dabei gleichzeitig ihre Sekrete, die Nahrung für die Spermien enthalten (zum Beispiel Fruktose aus dem Samenbläschen) und gemischt ein alkalisches Sekret ergeben als Schutzhülle vor dem sauren Milieu der Scheide.

Diese Sekrete und die Samenzellen sammeln sich erst mal im hinteren Teil der Harnröhre. Dann kommt es zum rhythmischen Zusammenziehen der Beckenbodenmuskulatur, wobei sich der Blasenhals in der Regel automatisch verschließt, so dass sich die Samenflüssigkeit nur nach vorne aus der Harnröhre entleeren kann.

Bei einem Erguss werden im Schnitt 3,5 cm^3 Samenflüssigkeit entleert. In 1 cm^3 befinden sich ca. 60 bis 120 Millionen Spermien. Geruch, Geschmack, Farbe und Aussehen des Ejakulats ist von Mann zu Mann etwas verschieden.

Täglich werden ca. 200 Millionen Spermien im Hoden produziert. Spermien und Hormone können beim Mann im Hoden bis ins hohe Alter produziert werden. Einen ungünstigen Einfluss auf die Spermien- und Hormonproduktion haben falsche Ernährung (Alkohol, Nikotin, bestimmte Medikamente), Stress und Krankheiten. Im Alter nimmt die Produktion auf natürliche Weise ab.

Über die Spermienproduktion im Kanälchensystem des Hodens haben wir uns schon unterhalten. Wo aber findet die Hormonproduktion im Hoden statt? Im lockeren Bindegewebe zwischen den Kanälchen liegen kleine Zellverbände, auch Leydigsche Zwischenzellen genannt, von Blutgefäßen umgeben. Hier werden männliche Hormone produziert (Androgene, Testosteron) und im geringen Ausmaß auch weibliche Hormone (Östrogene).

Die Steuerung der Hormonproduktion und der Spermienproduktion erfolgt über die gleichen Hormone der Hirnanhangsdrüse wie bei der Frau. Und genauso hat das Gehirn Einfluss auf diese Hormone der Hirnanhangsdrüse.

Das LH (Luteinisierungshormon), was bei der Frau den Eisprung auslöst, wirkt auf die Hormonproduktion in den Zwischenzellen.

Das FSH, was bei der Frau die Heranreifung des Follikels steuert und die Östrogenproduktion dort, steuert beim Mann die Spermienreifung im Kanälchensystem des Hodens.

Das heißt, die gleichen Steuerungshormone bewirken im weiblichen und männlichen Körper Verschiedenes. Bei der Frau entsteht dadurch ein zyklischer hormoneller Rhythmus (im Durchschnitt ein 28-Tage-Zyklus), beim Mann ein eher kontinuierlicher Rhythmus mit tageszeitlichen Schwankungen.

Im männlichen wie im weiblichen Körper werden aber immer zuerst männliche Hormone (Androgene) gebildet und diese dann umgewandelt in weibliche Hormone. Dies geschieht in einem geringen Ausmaß in den Nebennieren, Muskel- und Fettgewebe, in einem größeren Ausmaß sowohl im Eierstock als auch im Hoden. Der Unterschied zwischen Mann und Frau liegt in der Gewichtung. Bei der Frau werden im Eierstock der größte Teil der männlichen Hormone in weibliche Hormone umgewandelt, beim Mann im Hoden nur der geringste Anteil.

Wir sehen, auch auf körperlicher Ebene ist immer beides vorhanden, also männliche und weibliche Energieträger (männliche und weibliche Hormone). – Welche Ausdrucksform der Körper annimmt, ob Mann oder Frau, ist allein eine Frage der Gewichtung.

Die urmännliche Energie

Lassen Sie mich noch mal die urmännliche Energie zusammenfassen. Sie ist die kraftvolle, weit schießende Feuerstrahlenergie. Eine Energie, die sich weit ins Unbekannte vorwagt, weg vom eigenen Zentrum, eintaucht in fremdes Gebiet. Die sich, bevor sie ins Fremde eintaucht, groß macht, sich zu ihrer vollen Größe erhebt (zu welch erstaunlicher Größenzunahme der Penis in der Lage ist, gefüllt vom Blut, dem Saft des Lebens!), bevor sie in die fremde Welt eintaucht, weich und doch fest. Dort setzt die männliche Energie ihre Samen frei, ihre Zellen, ihre Lebensfunken, sie schießt sie mannigfaltig, millionenfach hinaus ins Unbekannte und sie begeben sich auf die Reise, ausgerüstet mit einem Helm mit Werkzeug drin, um die Eihülle zu öffnen, mit Nahrung versehen und durch eine Schutzschicht gewappnet, um den Ort der Verschmelzung zu suchen, den fehlenden anderen Teil, um ganz zu werden, Teil eines anderen, neuen Lebens.

Dies ist erst mal eine neutrale Beschreibung der lebensbefruchtenden, männlichen Energie.

Vielleicht geht es aber einigen von Ihnen so, dass sie bei dieser Beschreibung zunächst an einen Eroberungsfeldzug in ein fremdes Land denken? Auch dort kommt es dann zur Verschmelzung der Kulturen und etwas Neues entsteht.

Aber bei Eroberungsfeldzügen denken wir auch an Waffen und Töten und schon fangen wir an, diese Energie negativ zu bewerten. Darf man überhaupt auf diese Weise, mit einer klaren Absicht, gerüstet und gewappnet in ein unbekanntes Land ziehen?

Aber machen wir es nicht immer so, wenn wir mit einer Absicht im Hinterkopf in einen unbekannten Bereich gehen?

Nehmen wir an, ich bin zum Beispiel neu in die Gegend gezogen und suche Kontakte, jemanden, der mit mir joggen geht etc. Nun bin ich auf ein Fest eingeladen mit lauter unbekannten Leuten. Tue ich dann nicht genau das Gleiche?

Auf diesem Fest zeige (erhebe) ich mich in (zu) meiner vollen Größe und Schönheit, zeige einfach, wer ich bin. (Wie will ich in Kontakt kommen, wenn ich mich klein und unscheinbar am Rand verdrücke?) Ich bin ausgerüstet mit Ideen für Gesprächsstoff, bin aber auch innerlich gewappnet, zurückgewiesen und abgelehnt zu werden. Ich strahle die Leute an, gehe aktiv auf sie zu und lasse an vielen Orten und Plätzen Ideen, Gedanken und Anregungen ab, um so jemanden zu finden, der mich interessiert, mit dem ich meine Interessen teilen kann und mit dem ich auf eine neue Art meine Freizeit gestalten kann. Dabei trete ich fest und sicher auf, ohne aber anzuecken oder zu verletzen.

Auch das wäre eine Übersetzung der männlichen Energie, die wir in dieser Weise wohl allgemein gutheißen würden.

Wie viel Ablehnung und Abwertung steckt in uns gegen die männliche und auch gegen die weibliche Energie, weil wir Situationen erlebt haben, in denen die jeweilige Art der Energie falsch am Platz war und Schaden verursacht hat? Und diese Ablehnung, den Vorwurf und die Abwertung übertragen wir dann auf den Träger/die Trägerin dieser Energie.

Und es hindert uns, diese Energie in der jeweiligen Situation auch in ihrer vollen Kraft zu nutzen, wo es angezeigt wäre.

Ein Beispiel: Habe ich erlebt, wie jemand immer wieder seine männliche Energie eingesetzt hat in egozentrischer, draufgängerischer Art, rücksichtslos gegenüber anderen, so könnte ich für mich daraus gelernt haben: Männliche aktive Energie ist prahlerisch, egozentrisch, rücksichtslos und verletzend gegenüber anderen. So will ich nicht sein. Also bin ich zurückhaltend, abwartend, vorsichtig, in allen Richtungen abwägend.

Wenn aber jetzt jemand mein Kind mit Worten angreift, es beschimpft ohne Grund, es ärgert, lächerlich macht, werde ich diesen Menschen stoppen können, wenn ich vorsichtig und zurückhaltend zu ihm hingehe und sage: „Bitte lassen Sie doch mein Kind in Ruhe. Seien Sie doch bitte lieb zu ihm."

Mit größter Wahrscheinlichkeit nicht.

Wenn ich aber in dieser Situation mich zu meiner vollen Größe aufrichte, vor diesen Menschen hintrete, ihm kraftvoll in die Augen schaue und mit fester Stimme sage: „Was fällt Ihnen ein, so mit meinem Kind zu reden. Verschwinden Sie!", werde ich wahrscheinlich mehr Erfolg haben.

Die falsch genutzte männliche oder weibliche Energie ist etwas, was uns in unserem Inneren tief verletzt und verunsichert. Es rührt auch an unseren Urängsten.

Die Urangst der Frau ist die Angst vor Vergewaltigung

Sie, die ihr Innerstes öffnet, fürchtet am meisten, in ihrem Innersten verletzt zu werden. Er ist der Träger der aktiven, grenzüberschreitenden Energie und stellt damit die größte Bedrohung dar. Er überschreitet seine Körpergrenzen auf dem Weg ins Unbekannte. Kann er da die Grenzen der Frau achten, so achten, dass er sie nicht verletzt. Jede Verletzung ist eine Überschreitung der Grenze. Weiß er, achtsam mit ihrem Innersten umzugehen?

Die Aufgabe der Frau ist es, ihr Innerstes zu öffnen, empfänglich zu sein, zu empfangen, willkommen zu heißen, sich hinzugeben. Wie kann frau das tun und gleichzeitig ihr Innerstes schützen?

Können Sie als Mann verstehen, wie groß die Angst vor Verletzung und Grenzüberschreitung sein kann, wenn eine Frau ihr Innerstes öffnet?

Und was ist die Urangst des Mannes?

Er ist derjenige, der sich auf das Unbekannte einlassen muss. Welche Gefahren drohen ihm da? Ich möchte behaupten, es ist die Angst vor der übermächtigen Frau, die Angst, sich in der Frau zu verlieren, vereinnahmt zu werden, aufgesaugt zu werden bzw. nicht zu genügen, die Angst nicht standhalten zu können.

Im Aufklärungsunterricht an Schulen mit zwölfjährigen Jungen begegnet mir immer wieder die Frage: Kann es passieren, dass der Mann in der Frau stecken bleibt, nicht mehr raus kann, weil sie einen Scheidenkrampf hat? Es war eine Frage, die die Jungs in unterschiedlichen Klassen sehr beschäftigte. Auch ein Ausdruck dieser Urangst?

Es gibt alte Phantasiebilder von der Gebärmutter und Vagina mit Zähnen als Ausdruck von aufgefressen und vereinnahmt zu werden.

Im ersten Moment wollte ich solche Phantasiebilder von Vaginen mit Zähnen als veraltet und überholt abtun.

Aber ist es nicht Ausdruck von etwas, das auf verschiedenen Ebenen stattfindet?

Das prägendste Frauenbild ist erst mal das Bild der eigenen Mutter. Sie kann liebevoll, zugewandt, offen und da sein. Dies ist das positive Bild einer Mutter, positiv gelebte weibliche Energie.

Die Mutter kann aber auch fordernd und übermächtig sein. Sie kann den Zugang zu dem Raum der Liebe, Anerkennung und Geborgenheit öffnen oder verweigern.

Den Raum zu öffnen oder zu verweigern ist ein Machtinstrument, das von Frauen immer wieder missbraucht wird. Gerade Kindern gegenüber hat das schwere Folgen. Für Kinder ist es wichtig, dass sie Zugang zu diesem Raum haben. Er nährt sie. Wenn eine Frau aus Eigenschutz diesen Raum schließt, weil sie erschöpft ist, Ruhe braucht oder verletzt ist, ist das völlig legitim. Hier ist es wichtig, dass die Mutter zum Ausdruck bringt, warum sie sich schützen muss und den Raum vorübergehend nicht offenhalten kann. So können die Kinder verstehen, dass es nicht aus Willkür geschieht, und fühlen sich weiterhin mit der Mutter verbunden.

Wenn sie dieses aber als Mittel nutzt, um andere zu manipulieren und ihnen ihren Willen aufzuzwingen, so missbraucht sie ihre weibliche Kraft.

Dieser Machtmissbrauch ist immer wieder bei Frauen zu beobachten, auch ihren Partnern gegenüber. Dort heißt es dann: „Ich habe halt keine Lust auf Sex." Dies bedeutet nicht, dass die Frau unter Lustlosigkeit leidet und schon gar nicht nach Wegen der Verbundenheit sucht, sondern dass sie den Raum der körperlichen Begegnung verweigert, solange der andere sich nicht so verhält, wie sie es will. Dieser Machtmissbrauch wird von Frauen oft verharmlost.

Kindern den Raum von Liebe, Angenommensein und Geborgenheit zu verweigern, ist ein großes Machtmittel mit schwerwiegenden Folgen für diesen jungen Menschen. Diesen Raum zu verweigern bedeutet, dass das Kind sich ständig abstrampeln muss und nie das Gefühl hat, so angenommen zu sein, wie es ist. Nie sind da offene Arme, in die es sich einfach hineinfallen lassen kann. Kein Körper, an den es sich einfach anlehnen kann.

Den Raum für Liebe, Geborgenheit und Anerkennung offenzuhalten, bedeutet aber nicht, keine Grenzen zu setzen oder das Kind vor den Folgen seines Handelns zu verschonen. (Ich kann einem Kind vermitteln, dass es grundsätzlich angenommen ist, auch wenn ein spezielles Verhalten nicht erwünscht ist und bestimmte Folgen nach sich zieht.)

Vielmehr versuche ich, die Rolle der beschützenden, übermächtigen Mama aufrechtzuerhalten, wenn ich das Kind vor den Folgen seiner Taten schütze, meine schützenden Arme über es lege und sage: „Deine Mama regelt das schon." Das Kind lernt so nicht, selbstständig zu agieren, Probleme zu lösen und selbst mit den Folgen seiner Taten umzugehen. Es braucht immer die übermächtige Mama im Hintergrund.

Sowohl in der Verweigerung des Raumes als auch in dem Überbeschützwerden erlebt es die Mutter/Frau als übermächtig und lernt keine gesunde, in sich gefestigte Selbstständigkeit, kein gesundes Selbstwertgefühl.

Wie sehen Jungen solcher Mütter das weibliche Wesen? Fürchten sie ihre Übermacht? Und wie definieren sie als Mann später ihre Männlichkeit?

Es gibt nicht wenige Männer, die ihre Männlichkeit neben der Definition über Macht- und Statussymbole (Auto etc.) über ihren Penis definieren. Ihre Männlichkeit zeigt sich in ihrem Penis. Seinen Mann stehen heißt für sie, ihren Penis zum Stehen zu bekommen. Damit steht und fällt alles, im Zweifelsfall ihre ganze Männlichkeit. Für sie ist dann die Penisgröße und Länge wichtig und wie häufig sie ihn zum Stehen bekommen, denn das sind die Momente, wo sie ganz Mann sind. Hier könnten auch Ängste auftauchen, sich in der Frau zu verlieren oder ihr nicht genügend entgegenhalten zu können, sie nicht befriedigen zu können.

Wenn dagegen uns der männliche Körper und insbesondere die Genitalien nur die männliche Energie verdeutlichen, dann habe ich als Mann die Möglichkeit, meine Männlichkeit in meiner ganzen Person zu leben.

(Und ich gehe später noch darauf ein, wie wichtig es ist, in meiner Person balanciert zu sein in der männlich-weiblichen Energie.)

In meiner ganzen Person, in meinem ganzen Körper stehe ich meinen Mann. Ich zeige mich in meiner vollen Größe und Schönheit, weich und doch fest; durchströmt vom Blut des Lebens verschenke ich meine Lebensenergie an die Frau.

Und unabhängig davon, wie groß oder klein der Penis anatomisch gesehen ist, ich werde mich als Mann in der Frau nicht verlieren, denn ich stehe ihr als ganzer Mann gegenüber, habe ihr noch weit mehr entgegenzuhalten, zu geben und zu schenken. Ich weiß, wer ich bin als ganzer Mann, kenne meine Identität.

Aus diesem Wissen und Erkennen heraus kann ich mich in dem Moment der höchsten Lust loslassen, mich fallen lassen ins Unbekannte. Es ist der Moment, wo wir auf einer energetischen Weise spüren: Da ist etwas Neues, etwas Größeres und wir sind Teil davon. Es ist größer als wir, es ist Lust, Vergnügen, Erweiterung, es ist wunderschön. Und dann fallen wir wieder zurück in unseren Körper, in das, was wir kennen, wer wir sind. Aber wir nehmen das Bewusstsein mit von dem, was wir erfahren haben, von dem, was größer war als wir. Und es verändert uns ein bisschen, schwingt in uns nach.

Aus der jüngeren und älteren Geschichte wissen wir, dass, wenn diese Urängste die Oberhand gewinnen, wir den Geschlechterkampf leben und wir uns in diesem aufzehren. Wir missbrauchen dann unsere Macht: Wir verletzen mit unserer Feuerenergie das Innerste der Frau bzw. verweigern als übermächtige Frau den Raum.

Immer ist dies verbunden mit gegenseitiger Abwertung.

Der Weg hinaus ist der Weg des Verstehens. Der Weg, sich und den anderen wertzuschätzen.

Zuerst muss ich dafür meine eigene geschlechtliche Energie in mir selbst annehmen. Wenn ich Mann bin, muss ich mich als Mann mit der männlichen Energie wertschätzen und damit in Einklang gehen; wenn ich Frau bin, mich mit der weiblichen Kraft verbinden, sie in mir wiedererkennen und mich für mein Frausein wertschätzen; als Nächstes den anderen in seiner/ihrer geschlechtlichen Energie, in ihrem Frausein oder in seinem Mannsein erkennen, verstehen, achten und wertschätzen.

Dann kommt der nächste, oft schwierigste Schritt: Es gilt, die andere geschlechtliche Energie in mir zu erkennen. Wo und wie lebe ich sie? Wo hat sie ihren Platz? Ich muss mich mit dieser fremden Energie verbinden, mit ihr in Einklang kommen.

Und dann kommt die Herausforderung an uns alle:

Wo und wie lebe ich männliche und weibliche Energie in Balance?

Gehen Sie gerne noch mal im Buch zurück, lesen Sie die Beschreibungen von der urweiblichen Kraft und von der urmännlichen Energie. Suchen Sie positive Beispiele bei anderen und bei sich selbst, wo Sie beide Energien in schöner Form gelebt haben.

In der gleichen Weise, wie es auf der körperlichen Ebene so ist, dass nur aus dem Zusammenkommen von beiden unterschiedlichen Energien neues Leben entstehen kann und sie nur darin ihre höchste Kraft entfalten, so ist es auch auf der übertragenen Ebene so, dass nur, wenn beide Kräfte in uns ihren Platz einnehmen und ausbalanciert sind, wir als Menschen in unserer höchsten Möglichkeit stehen und allen Situationen im Leben gewachsen sind.

Ich möchte dieses durch vereinfachte, bewusst etwas überzogene Beispiele verdeutlichen.

Sie sind zum Beispiel ein Mensch – sei es nun Mann oder Frau – der sehr stark seine männliche Energie lebt, Sie sind von sich überzeugt und sprühen vor Ideen, Sie sind willensstark und entscheidungsfreudig. Wir können uns darunter einen Karrieremann oder eine Karrierefrau vorstellen mit diesen Eigenschaften und entsprechendem Durchsetzungsvermögen. Doch werden Ihre Entscheidungen erfolgreich sein?

Nur, wenn Sie auch gelernt haben, Ihre weibliche Seite zu leben: wenn Sie, bevor Sie Ihre Entscheidungen treffen, auch zugehört haben. Was haben all die anderen dazu zu sagen, die in diese Entscheidung eingebunden oder davon betroffen sind? Welche verschiedenen Aspekte, Sichtweisen und Folgen im Zusammenhang mit dieser Entscheidung gibt es zu beachten und zu bedenken? Diesen Raum des Zuhörens und Nachdenkens muss ich erst öffnen. Ich muss lernen, die Zusammenhänge zu verstehen. Was erwächst alles aus dieser Entscheidung? Ist es das, was ich beabsichtige? Löst das wirklich die Probleme? Das erfordert dreidimensionales, vernetztes Denken. Ich muss in der Lage sein, mit Hilfe meiner kreativen Vorstellungskraft die Folgen meiner Entscheidung aus verschiedenen Blickwinkeln zu ermessen. Ich muss mich in die verschiedenen Welten von Betroffenen hineinversetzen können, um zu erkennen, wie sie mit dieser Entscheidung umgehen. Das ist die weibliche Energie, sie ist empfänglich, nach innen gerichtet, kreativ.

Nutze ich die weibliche Energie nicht und verlasse ich mich ganz allein auf meine männliche, entscheidungsfreudige Kraft, so beschließe ich, wie alle es zu tun haben, schicke einen Feuerstrahl in die Welt und schaue, was passiert. Solche Entscheidungen gehen oft an der Situation vorbei, sie lösen eine völlig unerwartete Reaktion aus, haben nicht den beabsichtigten Effekt und lösen nicht das Problem.

Genauso bin ich auch begrenzt, wenn ich nur meine weibliche Energie lebe. Versuche ich auf diese Weise, Probleme in einem Arbeitsteam zu lösen, so kann ich gut zuhören, nachfragen, wir können im Team sehr kreativ sein, viele Lösungsmöglichkeiten uns einfallen lassen, aber wir bleiben im Reden und Besprechen stecken. Ja, es gibt mehrere Lösungsmöglichkeiten. Welche sollen wir wählen? Alles hat Vor- und Nachteile. Und wir drehen und wenden uns im Kreis und kommen nicht weiter. Hier fehlt die männliche Energie, die nach außen geht, die entscheidet. Ich kann nicht alle Folgen übersehen. Zwischen mehreren Möglichkeiten muss ich schließlich eine wählen. Ich muss „Ja“ sagen zu dieser, das bedeutet „Nein“ zu den anderen. Und ich muss diese Entscheidung kraftvoll tun, mit der Feuerenergie: So tun wir es und so geht es aus diesem inneren Gesprächskreis hinaus in die Welt!

Können Sie in diesen Prozessen die jeweilige weibliche und männliche Energie erkennen? Können Sie erkennen, wie es in der jeweiligen Situation mal das eine und mal das andere braucht?

Zur Klärung der Probleme brauche ich Innenschau, Reflexion, Kreativität für Lösungswege, die weibliche Energie also. Zur Umsetzung brauche ich die männliche Energie, um das Neue kraftvoll in die Welt zu bringen. Dafür braucht es Begeisterung und Feuer. Dafür muss ich die Energie bündeln, ihr eine Richtung geben (männliche lineare Energie). Aber um die richtige

Richtung zu erkennen, brauchte ich vorher, die Innenschau, das Raumdenken. Ich musste alles aus allen Richtungen und Blickwinkeln zusammenkommen lassen. Offenheit war wichtig, um zu sehen, wie es sich vernetzt, in welche Richtung es sich bewegt und weist.

Können Sie erkennen, wie sich diese Energien immer wieder abwechseln? Wie ich, um andere Mitarbeiter überzeugen zu können, wieder etwas den Raum öffnen muss, um ihnen Einblick in die Entscheidungsfindung zu geben, damit sie diese nachvollziehen und mittragen können? Auf der anderen Seite muss ich die Balance halten und klarmachen, in welche Richtung die Entscheidung geht, auf dass sich nicht der ganze Prozess der Innenschau und Lösungssuche wiederholt, als hätte es nicht schon eine Entscheidung gegeben. Wiederum ist es wichtig, nicht blind zu sein für kreative Anregungen oder Bemerkungen, die Bedeutung haben, und aufgrund derer die Richtung der Entscheidung vielleicht doch noch etwas verändert werden sollte. Aber bleibe ich zu lange in der Diskussionsphase (Innenschau) stecken, verpasse ich den richtigen Zeitpunkt zum Handeln (nach außen gerichtete Energie).

> Es gibt besondere tradierte Formen solcher Klärungsprozesse (für mich persönlich und fürs Kollektiv), die uns helfen, ein Problem aus allen Richtungen zu betrachten, das Wesentliche zusammenzutragen, um daraus schnell die bestmögliche Entscheidung zu fällen. Es sind zum Beispiel spezielle Formen von Ratskreisen.

Das Balancieren von männlicher und weiblicher Energie begegnet uns überall im Leben und fordert uns heraus. Sei es bei der Führung eines Haushaltes oder des eigenen Lebens. Unter „Haushaltsführung“ verstehe ich hier: das Zusammensein von mehreren Menschen in einem „Raum“ zu gestalten. Dieser Raum kann ein Bürozimmer sein und ich bin eine Sekretärin von vielen, der Raum kann ein Betrieb sein, den ich als eine von mehreren Führungspersonen gestalte, oder es kann mein Zuhause sein, wo ich das Zusammenleben mit anderen Menschen gestalte. Immer geht es darum, die Dinge so zu gestalten, *dass das größtmögliche Wohlbefinden für alle herausspringt.*

Es funktioniert auf Dauer nicht, wenn der Chef ein angenehmes Leben hat mit gutem Verdienst und ausreichend Freizeit und die Angestellten sich gestresst fühlen, überfordert, mit ihren Fähigkeiten verkannt und falsch eingesetzt. Auf Dauer werden die Angestellten krank oder arbeiten unlustig mit halber Kraft im Vergleich zu ihrem Potenzial. Es ist, als würden sie ihre Kraft im Gegenwind verschleißen, nur weil ihre Fähigkeiten im Einklang mit ihren Bedürfnissen nicht richtig genutzt werden. Der Betrieb wird eine deutlich geringere Leistung erwirtschaften, als eigentlich möglich wäre, und das bedeutet auch weniger Verdienst für alle.

Genauso wenig funktioniert es, wenn die Angestellten es sich im Betrieb gemütlich machen mit Kaffeetrinken und Plaudern und minimaler Leistung, während die Führungsetage sich immer neue Unternehmenskonzepte einfallen lässt. Ohne ausreichende Basisleistung wird der Betrieb nicht ausreichend produzieren. Das heißt, alle müssen sich ihrer Verantwortung in diesem Puzzlespiel bewusst sein und ihre Kraft, Fähigkeiten und Begabungen einbringen, ohne sich zu verausgaben. Nur daraus kann dann gemeinsam ein gutes Produkt entstehen, das wieder ausreichend Geld zurückfließen lässt, so dass alle genährt werden können.

Sie sehen, es geht wieder um beide Energien. Es geht um Innenschau, um das Erkennen der Fähigkeiten, Begabungen und Bedürfnisse aller Beteiligten (die sich immer wieder auch ändern) und um das aktive Handeln, das Treffen von Entscheidungen. Ich muss den Leistungen der Einzelnen eine Richtung geben, sie bündeln und führen, fordern und fördern, damit daraus ein großes Ganzes, ein Produkt entsteht. Und wenn etwas nicht mehr funktioniert, muss ich es erkennen, kreativ nach Lösungen suchen (weibliche Energie) und dann Entscheidungen treffen, diese umsetzen und ggf. auch durchsetzen, denn nicht jeder ist erst mal von Veränderungen begeistert.

In der Kindererziehung ist es ähnlich. Auch hier bin ich erst mal da, offen für das, was vom Kind an Bedürfnissen kommt: Hunger, volle Windeln, Schulprobleme. Ich gehe auf die Bedürfnisse ein und nähre sie. Ich stelle mich, meinen Raum und meine Zeit zur Verfügung, bin sanft und einfühlsam. Würde ich es beim Leben dieser nur weiblichen Energie belassen, so würde ich irgendwann meine eigenen Bedürfnisse und Wünsche völlig aus den Augen verlieren, ich verliere mein Profil und verausgabe mich für die anderen. Nicht wenigen Müttern geht es so und oft auch den so genannten „Softies" unter den Männern. Für andere sind diese Menschen in ihrer Persönlichkeit oft nicht mehr wahrnehmbar, weil sie sich so weit für die Bedürfnisse ihrer Mitmenschen zur Verfügung stellen. Indem sie sich zur Verfügung stellen, wollen sie besonders gut der Allgemeinheit, der Familie, dem Partner helfen. Die Allgemeinheit, die Familie, der Partner nehmen aber diese Menschen immer weniger wahr, denn sie haben kein eigenes Gesicht mehr, kein Profil, keine Persönlichkeit, sie sind nur noch die menschliche Antwort des Wunsches anderer. So verlieren diese Menschen neben ihrer Persönlichkeit und ihrem Profil auch noch ihre natürliche Attraktivität.

Auch den Kindern fällt es oft schwer diesen sich aufopfernden Müttern und Vätern gegenüber dankbar zu sein, denn sie sehen sie nicht mehr als eigenständige Personen, sondern erleben sie nur als einen Ort, wo alle Bedürfnisse in Erfüllung gehen. Sie gewöhnen sich daran und wünschen mehr.

Hier ist die männliche Energie zum Ausbalancieren wichtig. Diese Energie bewirkt, dass ich nicht nur auf die Bedürfnisse anderer reagiere, sondern agiere und etwas von der Welt will, aus meinem Zentrum und meinen Bedürfnissen heraus.

Dafür braucht es, dass ich „Nein" sage zu einem Teil der Erwartungen an mich. Sage ich immer „Ja" zu den Erwartungen, die andere an mich haben, so werden ich und meine Zeit ausgefüllt sein durch die Bedürfnisse und Erwartungen anderer, und es bleibt nichts mehr für mich übrig. Ich muss mich selbst und mein Innerstes schützen. Ich muss da Grenzen setzen, wo es mir sonst schaden würde.

Das ist die männliche aktive Energie, die bestimmend ist, die Grenzen setzt. Und jedes „Ja", mit dem ich entscheide und bestimme, bedeutet auch immer anderem gegenüber ein „Nein". Es ist der Tod für alle Alternativen. Eine Wahl treffen bedeutet „Ja" zu dem einen sagen und „Nein" zu dem anderen. Oft trauen wir uns nicht, „Nein" zu sagen. Wir wollen „Ja" sagen und immer noch alle Möglichkeiten offen haben. Doch dann habe ich mich nicht wirklich entschieden, dann bin ich immer noch im Zweifel, dann gehe ich nicht mit voller Kraft in eine Richtung, sondern bewege mich langsam vorwärts, schaue immer noch mehr nach links und nach rechts (zu den anderen Möglichkeiten), anstatt mich mit voller Kraft auf mein Ziel vor meinen Augen zu konzentrieren.

Können Sie sehen, was ich meine? Ich muss lernen zu akzeptieren, dass ein „Ja" immer auch ein „Nein" bedeutet. Ich kann nicht mit voller Kraft „Ja" sagen, wenn ich in mir nicht akzeptiere, dass es bedeutet, mich von den anderen Möglichkeiten vollkommen abzuwenden, sie loszulassen, um all meine Kraft für das eine Ziel, den einen Weg zur Verfügung zu stellen (männliche Energie).

Wenn ich auf diesem Weg feststelle, dass er nicht funktioniert, dann ist es Zeit innezuhalten, sich umzusehen, welche Alternativen habe ich jetzt (weibliche Energie).

Es gibt so viele Geschichten, Filme, Lebenserfahrungen, wo es um diese Kraft geht, besonders in Notsituationen. Kraftvolles Handeln ist nur dann möglich, wenn ich kurz überlege, mich bespreche, mich informiere (Innenschau, weibliche Energie), mir die Zeit nehme, die es dafür braucht, und dann entscheide und alles auf eine Karte setze und es durchziehe, diesem Weg folge. Sie kennen das: Auf dem Weg tauchen genügend Zweifel auf, wird er wirklich zum Erfolg führen? Und Sie wissen, es hilft nur eines: dranbleiben, weitermachen, nicht nachlassen in der Kraft und dem Engagement. Und Sie wissen: Nur allein durch dieses entschiedene Handeln ist manche Situation gut ausgegangen. Es ist die Kraft, die „Ja" sagt zu diesem einen Weg, sich bewusst gegen alle Alternativen entscheidet, die Alternativen in den Tod schickt und seine ganze Kraft für dieses „Ja" gibt.

Ich möchte dieses übertragen auf eine Beziehungssituation. Als Frau werde ich von mehreren Männern umworben. Es ist eine angenehme Situation, von so vielen umworben zu werden, mal mit dem einen, mal mit dem anderen auszugehen. Wenn es aber mein Wunsch ist, eine Familie zu gründen und Kinder zu haben, muss ich eine Entscheidung treffen. Ich muss mich für einen Mann entscheiden und diese schöne Situation, von allen Seiten umworben zu werden und mit mehreren Männern zu flirten, aufgeben. Nur wenn ich mich davon verabschiede, kann ich eine Zweierbeziehung gründen und darin ein Kind zeugen.

Natürlich kann ich mich auch <u>nicht</u> für einen Mann entscheiden und es dem Zufall überlassen, von welchem dieser vielen Männer ich schwanger werde, und alleinerziehende Mutter sein. Wenn dies meine Wahl ist, ist das okay. Wenn ich aber von einer kleinen Familie träume, braucht es eine andere Entscheidung. Ich muss Altes loslassen, damit Neues möglich wird.

Das ist die männliche Energie, die bewusst loslässt, etwas beendet, stoppt, Grenzen setzt, „Nein“ sagt und je nach Situation auch bewusst etwas zerstört, was sonst Schaden bringen würde. Es ist das aktive bewusste „Nein“, „Stopp“ – damit etwas Neues entstehen, wachsen und gedeihen kann. Um es noch mal auf die körperliche Ebene zurückzubringen: Wenn die Samenzellen nicht aktiv die Eihülle mit dem Werkzeug in ihrem Helm knacken, öffnen, sprengen, zerstören würden, dann würde es kein Zusammenkommen von Samenzelle und Eizelle, keine Verschmelzung, kein neues Leben geben.

Für uns kommt es darauf an, die Situationen zu erkennen, wo es diese aktive Kraft des Neinsagens, des Stoppens, des Zerstörens braucht (und in welcher Stärke und Form es der Situation angemessen ist), damit etwas Neues, Gutes, Schönes, Lebendiges entstehen kann und damit im übertragenen Sinn neues Leben.

Es gibt diese Todeskraft, die neues Leben gebärt, auch in der weiblichen Energie. Tod, Todeskraft ist ein negativ besetzter Begriff für uns. Ich möchte ihn anders übersetzen: Tod bedeutet Veränderung. Etwas loslassen, beenden, damit etwas Neues kommen kann. Mit der weiblichen Energie geschieht dies auf eine andere Weise. Es ist die Hingabe an Veränderung. Die männliche Todeskraft, die Leben ermöglicht, ist die bewusste, gezielte aktive Veränderung. Die weibliche Todeskraft empfängt diese Veränderung, nimmt sie an, lässt sich verändern. (Die Eihülle lässt sich öffnen.) Wenn Änderungen in unserem Leben eintreten, unabdingbare Schicksalsschläge, dann ist es die weibliche Kraft, diese anzunehmen, sich mit diesen zu verändern und daran zu wachsen. Ohne Herausforderungen im Leben würden wir uns nicht verändern, nicht wachsen. Wir würden bleiben, wie wir sind, gefangen und erstarrt in unserer festen Routine, unseren festen Lebensmustern. Da wäre wenig Lebendigkeit. Leben, Lebendigkeit bedeutet Veränderung. Herausforderungen in unserem Leben sind Chancen zu großem Wachstum, großen Veränderungen, wenn wir damit nicht in Widerstand gehen. Widerstand bedeutet, sich nicht auf Veränderungen einzulassen.

Gerade die Veränderungen, die uns herausfordern, sind oft Dinge, die überraschend in unser Leben treten und die wir uns nicht gewünscht haben.

Es gibt Veränderungen, auf die wir Einfluss haben, denen wir aktiv (männlich) eine andere Richtung geben können. Wir müssen nicht alles akzeptieren, so wie es kommt.

Es gibt aber auch solche Veränderungen, wo alle Versuche, sie zu stoppen, zum Scheitern verurteilt sind. Hier müssen wir lernen, mit der Veränderung zu gehen, sie anzunehmen und uns selbst zu verändern, um mit der Situation umgehen zu können.

Zum Beispiel ist meine Kollegin, mit der ich mich gut verstanden habe, bei der Arbeit versetzt worden. Ich habe einen neuen Kollegen bekommen, von dem ich wusste, dass er ätzend ist, selbstsüchtig und egozentrisch, nur auf seine Vorteile bedacht und darauf aus, nach außen hin gut dazustehen. Erst mal habe ich versucht, mich auch versetzen zu lassen, klappte nicht. Dann habe ich gelernt, auf meine Bedürfnisse zu achten, mich für diese einzusetzen und <u>nicht</u> Überstunden zu machen, während er meint, pünktlich Feierabend machen zu müssen. Weil er sich immer in den Vordergrund spielte, musste ich lernen, auch auf meine Fähigkeiten und Leistungen aufmerksam zu machen. Das hat mir geholfen, mich selbst und meine Fähigkeiten ganz anders darzustellen und mir einen Sprung in der Karriereleiter eingebracht. In Zusammenarbeit mit meiner Kollegin hätte ich das nie gelernt.

Wie Sie erkennen, kann frau/man an diesen Herausforderungen wachsen, wenn frau/man sich darauf einlässt. Die Frau in diesem Beispiel könnte auch im Widerstand verharren, immer nur schimpfend auf diesen blöden Kollegen, der ihr das Berufsleben so schwer macht.

Sie erkennen, es ist immer ein Abwägen zwischen weiblicher und männlicher Energie. In welcher Situation wird was gebraucht.

Auch bei dem Beispiel, wie frau/man in Notsituationen nach einer kurzen Überlegungszeit auf entschiedenes Handeln setzt, kann der weitere Verlauf sehr verschieden sein. Es kann einmal richtig sein, trotz aller Zweifel, Höhen und Tiefen an dieser Entscheidung festzuhalten. In einer anderen Situation kann dieses Festhalten an der Entscheidung zu einem verbissenen und unglücklichen Ausharren bis zum bitteren Ende führen. Erst am Ende wissen wir, ob der Weg der richtige war, ob er zum Erfolg oder zum bitteren Ende führte und es besser gewesen wäre, innezuhalten und einen anderen Weg zu wählen.

Während wir unterwegs sind, ist es nicht immer deutlich zu erkennen, wo wir herauskommen werden. Und wir müssen uns auf unser inneres Gefühl, unsere innere Stimme verlassen, die uns rät, an dem eingeschlagenen Weg festzuhalten, oder die uns rät, innezuhalten und den Weg zu verändern.

Falsch wäre es, die innere Stimme mit dem eigenen Dickkopf zu verwechseln, der aus Prinzip an dem eingeschlagenen Weg festhält, oder die innere Stimme mit Unsicherheit und Selbstzweifel zu verwechseln, die immer auftauchen und alles in Frage stellen, oder mit Angst, die alles blockiert.

Wir können immer nur ausprobieren, funktioniert es oder funktioniert es nicht, um aus beidem zu lernen. Würde immer alles funktionieren, wüssten wir nicht, wo die Grenze zum Nichtfunktionieren liegt. Wir lernen oft mehr aus unseren Fehlern als von unseren Erfolgen – vorausgesetzt, wir können uns unsere Fehler eingestehen. Und mit der Zeit entwickeln wir aus unserer Erfahrung ein Gespür für die jeweilige Situation und welche Energie es hier braucht.

Das Wissen um die männlich-weibliche Energie und ihre Balance ist in anderen Kulturen, wie in der indianischen und in der asiatischen, sehr viel tiefer verwurzelt. Im Asiatischen ist es das Wissen von Yin und Yang. Das Symbol dafür ist sehr vielsagend. (Abb. 10)

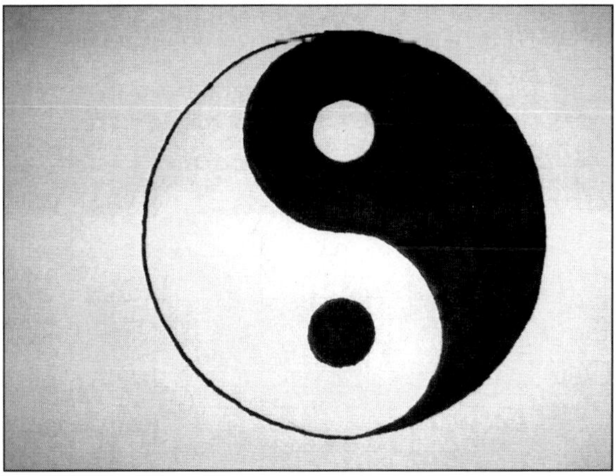

Abbildung: 10

Zusammen ergeben beide Kräfte ein rundes Ganzes. Sie teilen den Kreis aber nicht genau in der Mitte, sondern je nachdem wo wir eine Diagonale durch den Kreis legen, ist der Anteil von männlicher und weiblicher Energie unterschiedlich. Und in jedem Feld gibt es im Inneren einen runden Kreis mit der anderen Energie.

Balance der weiblich-männlichen Energie zu leben, bedeutet, dass es je nach Situation ein unterschiedliches Maß der einen oder der anderen Energie braucht, das Ziel aber ist, insgesamt etwas Rundes, Ganzes entstehen zu lassen, das in sich ausbalanciert ist.

Um es für uns selbst im Leben deutlicher werden zu lassen, können folgende Fragen hilfreich sein:

Bin ich ein Mensch, der Träume hat und der träumen kann? Bleibe ich im Träumen stecken oder kann ich diese auch umsetzen und verwirklichen?

Bin ich ein Macher, der viel verwirklicht und umsetzt? Bin ich dabei ein blinder Macher, der sich seine Produktivität beweisen muss, oder bin ich verbunden mit meinen Fähigkeiten, Gaben und Begabungen, meiner Kreativität, meinen Wünschen, Sehnsüchten und Träumen und bin ich auch verbunden mit meinem Umfeld und dessen Bedürfnissen, Fähigkeiten, Potenzialen, Wünschen, Träumen?

Wo meine ich, immer wieder Bestimmer/-in sein zu müssen und nicht zuhören zu können, nicht sensibel zu sein?

Wo meine ich, immer wieder Zuhörer/-in, Zuschauer/-in sein zu müssen und mich nicht durchsetzen, nicht entscheiden zu dürfen oder zu können?

Zusammengefasst:
Um Veränderungen zu bewirken, braucht es ein klares, kraftvolles „Ja" und damit verbunden auch ein klares „Nein" für die möglichen Alternativen.

Rundum gute Entscheidungen sind getragen von der weiblichen Energie der Innenschau, des Erkennens der Fähigkeiten und Bedürfnisse aller Beteiligten sowie der männlichen Feuerstrahlenergie, zur gradlinigen Umsetzung der ausgereiften Entscheidungen.

Veränderungen im Leben sind Herausforderungen zum Wachstum und je nach Situation braucht es die männliche Energie des Handelns und Reagierens bzw. die weibliche Energie des Sichdraufeinlassens.

Um als Menschen in Einklang und Balance leben zu können und den Herausforderungen des Lebens gewachsen zu sein und sie zu meistern, brauchen wir die Fähigkeit, männliche und weibliche Energie zu leben.

Wer möchte, kann sich nun noch einlassen, auf:

Weiterführende Gedanken zur Kraft der Veränderung

Wir stehen in Zeiten großer Veränderungen. Viele diese Veränderungen sehen nicht gut aus. Was werden sie bringen? Wohin führen sie? Oft sind wir damit im Widerstand, wollen an dem Alten und Bekannten festhalten.

Veränderung bedeutet, dass etwas in seiner alten Form aufhört zu sein. Davor haben wir Angst. Wir wünschen, dass alles, was gut ist, ewig weitergeht. Dabei verkennen wir, dass die Voraussetzung für Lebendigkeit Bewegung und damit auch Veränderung ist. Wenn unser Herz nicht schlägt, wenn wir nicht ein- und ausatmen, sind wir tot. Wenn wir uns nicht bewegen, sind wir erstarrt. Wenn wir nicht neue Gedanken denken, fallen wir in geistige Lethargie. Äußeres und inneres Wachstum ist nur möglich, indem wir uns immer wieder neu erfahren, in anderen Situationen und dadurch neue Verhaltensmöglichkeiten und Erfahrungen dazugewinnen.

Nichtveränderung bedeutet Erstarrung. Wenn alles in unserem Körper erstarrt, unser Blut nicht mehr fließt, unser Herz nicht mehr schlägt, unsere Zellen nicht mehr im Austausch sind, dann sind wir körperlich Tod.

Das Paradox ist schwer für uns zu begreifen:

Um in diesem Körper lebendig zu sein, seine lebendige Form zu bewahren, müssen wir Veränderung zulassen, müssen wir ständig etwas loslassen, um Neues aufnehmen zu können. Nur so können wir die Form der Lebendigkeit bewahren.

Versuchen wir das Bestehende festzuhalten, uns gedanklich, körperlich, emotional und spirituell nicht zu verändern, so erstarren wir. Und mit der Erstarrung tritt der Tod ein.

Nur indem wir die vielen kleinen (und auch größeren) Veränderungen zulassen und annehmen und damit die vielen kleinen Abschiede, das Ende, den Tod von vielen kleinen Dingen annehmen, nur dadurch bleiben wir lebendig.

Dies ist das Paradoxon, dass nur im Annehmen von Veränderung, im Annehmen, dass etwas zu Ende gehen muss, damit Neues entstehen kann, dass nur durch Annehmen von dieser Art von Sterben Leben möglich ist.

Dies ist die Art, wie der Tod dem Leben dient. Damit etwas Neues entstehen kann, muss das Alte gehen, müssen wir uns von dem Alten und Bekannten verabschieden. Nur wenn wir das Alte hinter uns lassen und nach vorne schauen, können wir etwas Neues aufbauen und kreieren. Es gibt Dinge, die haben sich überlebt, sie sind nicht mehr zeitgemäß, entsprechen nicht mehr den jetzigen Anforderungen, sie passen nicht mehr zur Situation und in die Zeit.

Es braucht Veränderung, damit alles wieder in den Fluss kommt, mit Leichtigkeit geht, damit Bereicherung, Erweiterung und Wachstum (nicht nur finanziell!!!) möglich sind.

Diese Veränderungen, die dem Leben dienen, der Lebensfreude, dem Lebensfluss, der Erweiterung im Wissen und unserem kreativen Selbstausdruck, diese Veränderungen müssen wir lernen anzunehmen.

Es ist wie der Herbst, wo nach der Ernte das Sterben eintritt, die Blätter fallen, alles verdorrt. Im Winter wirken fast alle Pflanzen leblos und erstarrt. Und am Ende der Winterszeit fragen wir uns oft: Wird es je wieder grün werden, neues Leben geben? Ist nicht alles schon längst abgestorben und tot? Wir kennen selbst diese Hoffnungslosigkeit in uns, wenn wir uns von vielen Dingen verabschieden mussten: Wird wirklich etwas Neues, Schönes wieder in unser Leben treten? Ist nicht alles vorbei?

Aber erst wenn wir durch diese Stille getreten sind, ist der Raum, der Weg frei für das Neue. Erst dann können wir es wirklich sehen, erkennen und wertschätzen. Und so wie auch die Pflanzen im Winter in ihren Wurzeln in der Stille die Kraft, den Lebenssaft bewahrt und gesammelt haben und aus dieser Zeit der Stille und des Sammelns mit einer ungeahnten Energie im Frühjahr plötzlich hervorbrechen und alles wieder in neuen, frischen Farben leuchtet, so führt auch dieser Tod, die Einkehr in unsere innere Stille zu einem Erwachen einer völlig neuen Lebensenergie und zu einer Erweiterung in ungeahnte Räume und Möglichkeiten. Dies ist der Tod, der dem Leben dient, der Veränderung und Wachstum bewirkt.

Es gibt aber auch den lebensfeindlichen Tod. Seine Energie ist oft eine andere. Es ist die Erstarrung. Das Gegenteil von Lebendigkeit. Oder es ist die totale Zerstörung, auf dass sich kein Leben mehr regt. Oder es sind Stressmuster, die uns aussaugen. Stressmuster, die wir uns selbst auferlegen oder die wir uns von anderen auferlegen lassen. Wir sollen so viel tun, wie es in der vorgegebenen Zeit nicht möglich ist. So haben wir immer ein schlechtes Gewissen, weil wir nicht das schaffen, was wir uns vorgenommen haben, statt glücklich über unsere Erfolge zu sein, was wir geschafft haben. Wir haben etwas geschafft, aber es war nicht genug. Wir sind unglücklich und unzufrieden und erleben nur unsere Unzulänglichkeit. Kleine Erfolge haben wir gehabt, aber da wir sehen, was wir alles noch nicht geschafft haben, verlieren sie ihre Bedeutung, und die Unzufriedenheit mit uns selbst nagt tief in uns. Wir steigern unsere Bemühungen, doch das Ergebnis bleibt oft gleich, da in unserer heutigen Berufswelt, gleich die nächste zusätzliche Aufgabe dazukommt.

Besonders gilt dies auch für Familien, in denen beide berufstätig sind, und am allermeisten für alleinerziehende Berufstätige. In allen Bereichen herrscht Unzulänglichkeit. In der Arbeitswelt sollten wir uns mehr einbringen, sowohl als Vollzeitberufstätiger wie auch als Teilzeitberufstätige. Gleichzeitig gibt es genügend Baustellen zu Hause, um die man/frau sich kümmern sollte. Und am meisten brauchen einen die Kinder. Oft fehlt einem das satte Gefühl der Zufriedenheit, Dinge erfolgreich getan zu haben und eine Pause und Entspannung nun voll genießen zu dürfen. Meist ist die Pause nur kurz, weil die nächste Aufgabe schon wartet. Oder wir sind so kaputt, dass uns der Körper in die Pause zwingt, wir sie aber nicht genießen können.

Es gibt Menschen, die sich gegenüber den Wünschen und Erwartungen anderer besser abgrenzen können oder aus einem starken positiven Selbstbewusstsein sich sagen können: „Ich habe schon viel geschafft, ich genieße erst mal meine Pause. Die Arbeit muss warten."

Andere haben ein ausgeprägtes Verantwortungsgefühl für andere und es fällt ihnen schwer, sich abzugrenzen und sich ihre Pause zu nehmen.

Durch diese Stressmuster verlieren wir die Selbstbestimmtheit in unserem Leben. Wir werden gelebt. Wir fügen uns den Stressmustern. Es passiert mit uns. Und es hat immer weniger mit unserem Innersten zu tun, mit unserem Herzen, mit unserer Seele, mit den Bedürfnissen unserer Seele. Wir haben keine Kraft mehr, um unserem Innersten zu begegnen. Und wir verfallen nur allzu leicht der Werbung oder dem Fernsehen, die uns die Erfüllung unserer Sehnsüchte, die Erfüllung unserer Sehnsucht nach Lebendigkeit, die unser Herz und unsere Seele berührt, versprechen.

Auf diese Weise werden wir manipuliert und lassen uns manipulieren: Sachen zu kaufen, die wir gar nicht brauchen. Stunden vor dem Fernseher zu verbringen, ohne dass es unser eigenes Leben bereichert. Und wir sind bereit, weiter uns in der Arbeitswelt zu verausgaben, in der Hoffnung, dass es irgendwann mal besser wird, wir unser Pensum geschafft haben, uns zufrieden zurücklegen können oder irgendwann so viel verdienen, dass uns das Leben leichter fällt.

Der lebensfeindliche Tod, und das heißt auch das Gefangensein in Stressmustern, ist oft verbunden mit der Absicht, Macht über andere zu erlangen und an dieser dauerhaft festzuhalten. Es ist eine Ablehnung von Veränderung, Lebendigkeit und Vielfalt und Selbstbestimmtheit des Einzelnen.

Der lebensbejahende Tod, dient dem Leben als größeres Ganzes. Er achtet das zarte junge Leben. Seine Absicht ist es, das Leben zu unterstützen und zu fördern in seiner Vielfalt. Es geht nicht darum, den Willen des Einzelnen über den der anderen zu stellen, es geht nicht darum, den Willen aller, der Gemeinschaft über den Willen des Einzelnen zu stellen, *es geht darum, den Weg des Zusammenkommens zu finden, die Balance zwischen dem Willen des Einzelnen und dem Willen der Gemeinschaft, das Gleichgewicht zwischen beiden, damit sich beide gegenseitig unterstützen und fördern.*

Gerade in unserer deutschen Gesellschaft haben wir eine große Angst vor Veränderungen entwickelt. Eine Wirtschaft darf nur wachsen, Arbeitsplätze dürfen nur zunehmen, nicht abgebaut werden. Es ist, als forderten wir einen ewigen Frühling und Sommer, nichts darf verdorren und absterben. Was ist, wenn Blätter ewig am Baum hängen? Sie werden grau-grün, löchrig, marode. Sie verlieren ihre Leuchtkraft. Es findet keine Erneuerung statt.

Das ist das, was wir zurzeit in unserer Gesellschaft beobachten können. Und daran sind alle Gesellschaftsschichten beteiligt. Sowohl Unternehmer und Lobbyisten als auch einfache Arbeitnehmer und Arbeitslose. Unsere Angst vor Veränderung sitzt tief und sie führt in die Erstarrung. Wir bauen komplizierte Systeme auf, um das Alte zu schützen. Diese komplizierten Gesetze, Regelungen und Verwaltungsstrukturen ziehen viel Aufmerksamkeit und Energie und Lebenskraft und erschweren Veränderungen.

Leben will fließen. Wir brauchen einfache, übersichtliche Strukturen, die eine Vielfalt von Möglichkeiten offenlassen.

Das Leben ist nicht gerecht. Natürlich können wir mit Strukturen Dinge fördern und unterstützen, andere begrenzen. Strukturen geben Halt und Orientierung. Wenn wir aber versuchen, jede mögliche Form zu steuern und zu lenken, so bringen wir den Lebensfluss zum Stehen. Leben braucht Freiheit, Erfindungsgeist, Kreativität, Vielfalt und Flexibilität.

Jedes System braucht Regeln und Muster, um Energien zu lenken. Doch zu viele Mauern, Einschränkungen und Umleitungen bremsen den Fluss. Die Politiker sind aufgefordert, nur das unbedingt notwendige Maß an Strukturen vorzugeben, damit sich das, was wir in unserer Gesellschaft fördern wollen, ungehindert entfalten kann und das, was wir verhindern wollen, gebremst wird. Es braucht ein notwendiges Maß an Struktur, einfach, übersichtlich, sich selbst regelnd, und viel Flexibilität. Und es braucht die Möglichkeit, Strukturen je nach veränderten Situationen und Bedürfnissen schnell und einfach zu verändern.

Und es braucht den Schutz der Schwachen, der Armen, der Alten und der Kinder, in einer Weise, die ihre eigenen Fähigkeiten achtet, wertschätzt, fördert und stärkt. Das heißt, dass ihre Aktivität gefördert wird, dass sie Teil der Gemeinschaft sein dürfen, sich einbringen dürfen und ihre Selbstständigkeit unterstützt wird.

In unserer Zeit ist es nicht immer einfach, beide Todesarten voneinander zu unterscheiden, den lebensbejahenden Tod vom lebensfeindlichen Tod. In Konfrontation mit dem lebensfeindlichen Tod, mit der totalen Zerstörung alles Lebendigem oder in Konfrontation mit der Erstarrung lernen wir oft erst den Unterschied kennen und sind bereit zu Veränderungen, die dem Leben dienen.

Sexualität – die Körpersprache der Lust

Was ist eigentlich sexuelle Energie – oder – was ist Erotik? Was passiert eigentlich beim Verliebtsein?

Vielleicht erinnern Sie sich an Ihre erste große Liebe. Wie war das noch damals, das erste Verliebtsein, das Kribbeln im Bauch, die Schauer, die einem über den Rücken liefen, wenn man/frau den anderen sah?

Wenn so zwei Verliebte im Raum sind, sich nicht berühren, so tun, als wäre nichts Besonderes zwischen ihnen, und noch 50 andere Menschen in diesem Raum sind, so möchte ich behaupten, dass die anderen immer wieder zu diesen zwei Menschen hinschauen. Da läuft doch etwas zwischen den beiden, oder? Da knistert es doch? Da hat es gefunkt!

Es ist, als wären wir alle im Raum miteinander in einem unsichtbaren Netz verbunden, und wir spüren die hohe Energie zwischen den beiden, den Stromfluss. Unsere Sprache macht es deutlich.

Und erinnern wir uns wieder an uns selbst als Frischverliebte, wie das damals war: Wir selbst, verliebt, voller Sehnsucht, vibrierend vor Energie, nur die Berührung der Hände, wie hocherotisch das war, welche Energieströme da flossen.

Diese sexuelle Energie ist erstaunlich.

Auf der körperlichen Ebene verändert sie uns: Ein Blick von diesem Menschen und es kribbelt in unserem Bauch, Schauer laufen uns über den Rücken, wir gehen wie auf Wolken, denken nur noch an ihn/sie. Wir brauchen kaum Essen, nur wenig Schlaf und fühlen uns trotzdem energetisch hoch aufgeladen, topfit! Unser Körper und seine Bedürfnisse sind völlig verändert. Versuchen Sie zu anderen Zeiten mal, mit so wenig Schlaf und Essen auszukommen und sich dabei noch gut zu fühlen!

Auch auf der geistigen Ebene sind wir verändert. Plötzlich interessieren wir uns für Astronomie und Fußball. Haben wir noch gestern gelästert, dass uns keine zehn Pferde in ein Fußballstadion bringen würden, sitzen wir zehn Tage später beim SC Freiburg im Stadion und lassen uns Spielstrategien erklären. Frühere wichtige Termine verlieren total an Bedeutung, was dagegen bedeutet ein Anruf von ihr!

Es ist eine Energie, die unsere Interessen, unsere Prioritäten und unser ganzes Ich verändert.

Diese Energie macht es möglich, dass wir uns einem relativ fremden Menschen völlig nackt zeigen. Wir sind bereit, dem anderen so nahe zu kommen, dass Teile von uns – unter anderem Samen und Eizelle – miteinander verschmelzen können. Es ist eine überaus erstaunliche Energie.

Auf der körperlichen Ebene drückt sich das Potenzial dieser Energie in der Weise aus, dass sie die Gesetze der Mathematik außer Kraft setzt und 1 + 1 = 3 ergibt. Zwei verschiedenartige Wesen, Mann und Frau, kommen zusammen. Sie bleiben in ihren Körpern, sie bleiben, was sie sind, und gleichzeitig entsteht etwas völlig Neues, ein neuer Körper, ein neues Wesen daraus. – Dies ist ein unbegreifliches Wunder, ein Mysterium.

Und ebenso können Mann und Frau durch das Zusammenkommen in der Sexualität, durch das Zusammenkommen in der Körpersprache der Lust, durch Blicke, Berührungen und Worte einen enormen Energiegewinn erfahren. Es ist ein Auftanken an Lebenskraft und Lebenslust.

Aber auch auf der geistigen Ebene spiegelt sich die sexuelle Energie wider und das nicht nur zwischen Sexualpartnern, sondern auch unter befreundeten Menschen oder mit anderen Menschen, denen wir begegnen und auf einer Wellenlänge zusammenkommen.

Wir sind in der Lage, unserem Gegenüber im Gespräch so zu begegnen und zusammenzufinden, dass daraus für alle Beteiligten ein (Kraft-)Gewinn erwächst. Auf diese Weise entstehen neue Projekte und Ideen, neue Lösungen, auf die keiner alleine gekommen wäre. Zwei oder mehr Köpfe tun sich zusammen und was daraus entsteht, wächst weit über ihre einzelnen Möglichkeiten hinaus.

Wenn wir den Begriff der „sexuellen Energie“ erweitern wollen, so können wir darunter auch alle verschmelzende Energie verstehen, aus der ein Zugewinn, ein Energiegewinn, etwas Neues hervorgeht.

Sexualität – die Körpersprache der Lust

Das Wort „Sexualität“ ist ein sehr abstrakter Begriff. Wir assoziieren ihn oft mit Geschlechtsverkehr. Was bedeutet er wirklich? Sexus ist das Geschlecht. Sexualität bedeutet: das Geschlecht betreffend, seine Ausdrucks- und Erscheinungsformen, das Ausleben der Geschlechtlichkeit.

Die „Geschlechtsorgane“ dienen dazu, neues Leben auf die Welt zu bringen und dabei Wonnegefühl und Lust zu erfahren. Diese Sehnsucht nach Wohlgefühl, Verbundenheit und Lust, nach orgastischer Energie ist es, die uns dazu treibt, unsere Geschlechtlichkeit, unsere „Sexualität“ zu leben.

Daher möchte den Begriff „Sexualität“ übersetzen mit „Körpersprache der Lust“.

In dieser Körpersprache der Lust kommunizieren wir miteinander und auch mit uns selbst. Kommunizieren heißt zusammenkommen. Es ist wie ein Tanz mit einem anderen Menschen, in dem wir uns begegnen, um einander werben, uns berühren, unser Innerstes in vielfältiger Art und Form zum Ausdruck bringen. Und es ist mal schön, wie bei einem Stehblues, nur eng zusammenzustehen, ohne viel Veränderungen, und diese gleich bleibende Nähe als sehr wohltuend und intensiv zu erfahren. Ein andermal ist es unser Bedürfnis und innigster Ausdruck, wilder und ausschweifender zu tanzen, viele verschiedene Tanzfiguren auszuprobieren, mal zu locken, sich wegzubewegen, abzuwarten, ob der andere folgt, dann wieder dem anderen sehr nahe zu kommen, ihn zu berühren, zu reizen, kraftvoll ihn zu packen … Immer ist es ein abwechselndes Geben und Nehmen und Aufeinanderreagieren … eben ein Tanz. Ein Tanz aus unserer innersten Sehnsucht, aus unserem innersten Ausdruck heraus, ein Tanz in Verbundenheit mit uns selbst und dem anderen, und oft ist der nächste Schritt noch nicht bekannt. Alles ist möglich, alles kann sich daraus entwickeln.

Und es kann auch ein Tanz mit uns selbst sein, so wie wir auch allein mit der Musik, der orgastischen Energie tanzen können und in der Bewegung unseres Körpers den Ausdruck unseres Selbst und die Begegnung mit uns Selbst erfahren können.

Diese Körpersprache der Lust begleitet uns ein Leben lang, vom Mutterleib an bis zum Tod, und ist immer anders.

Die Körpersprache der Lust in den verschiedenen Phasen unseres Lebens

Es gibt Beobachtungen, dass Feten schon im Mutterleib ihre Genitalien streicheln. Möglicherweise erleben sie dabei Wohlgefühl. Das Kind im Mutterleib ist aber kein unabhängiges Wesen. Im Gegenteil, im Mutterleib ist es über den Stoffwechsel mit seiner Mutter verbunden. Inwieweit es im Leib der Mutter über das Blut verbunden deren Stimmungen, Freude, Lust, Ängstlichkeiten mitbekommt, ist meines Wissens nicht genau bekannt.

Kleine **Kinder** berühren sich auch gerne immer wieder im Genitalbereich, sie suchen Verbindung zu dieser Quelle des Wohlgefühles, wenn Windeln oder Reaktionen der Erwachsenen dieses nicht verhindern.

Wie können Kinder in ihrer natürlichen, kindlichen Weise mit sich selbst Wohlgefühl und Lust erleben? In welchem sozialen Rahmen ist es möglich (zum Beispiel nicht in der Öffentlichkeit), damit sie in ihrer Kindlichkeit geschützt sind und nicht Opfer von Missbrauch werden?

Als **Jugendliche** sind wir oft erst mal verunsichert im Umgang mit dieser sexuellen Energie. Bis vor kurzem waren für die Mädchen Jungs echt blöd und umgekehrt war es genauso, und plötzlich fängt es an, uns auf unerklärliche Weise zum (meist) anderen Geschlecht zu ziehen. Was passiert da mit uns? Wer hat da die Kontrolle über uns und unsere Gefühlswelt? Alles ist höchst befremdlich. Wir fahren Achterbahn mit uns selbst.

Plötzlich überfällt uns das Verliebtsein, die Erotik, wir sind bereit, uns dem anderen Geschlecht anzunähern, es sogar zu küssen … unbegreiflich!!!

Solche Veränderungen in uns selbst zu erleben und auch bei anderen ist beängstigend und verunsichernd.

In dieser Phase sind wir besonders empfindlich und verletzbar. Was da passiert, ist sehr prägend, auch in seinen Verletzungen.

Körperlich tasten wir uns oft langsam an das Zusammenspiel mit einem fremden Körper heran.

Ich möchte behaupten, dass in diesem Alter die Begierde, die Sehnsucht nach dem anderen Geschlecht und all dem Unbekannten, was damit zusammenhängt, am stärksten ist. Später sehnen wir uns oft nach dieser Begierde, nach dieser sehnenden Lust zurück. Als Jugendliche fällt es uns meist nicht einfach, damit umzugehen. Was tue ich da eigentlich? Wer bin ich mit all diesen unbekannten Gefühlen und Wünschen? Wie verkrafte ich Enttäuschung und Schmerz?

Ich möchte behaupten, wenn in diesem Alter die Begierde, die Sehnsucht nach dem anderen Geschlecht und dem damit zusammenhängenden Unbekannten nicht so groß wäre, wir würden uns nie darauf einlassen, nie die Schranken zwischen den Geschlechtern überwinden.

Als **junge Erwachsene** lernen wir, in Zweierbeziehungen unsere Rolle zu finden. Diese beinhaltet auch die Balance zwischen Hingabe, Sichöffnen, Verbundenheit und Vertrauen auf der einen Seite und Individualität wahren, Grenzen ziehen, den eigenen Weg nicht verlieren auf der anderen Seite. Diese Balance gilt es, ein Leben lang in veränderten Situationen und Herausforderungen immer neu zu finden und zu verfeinern. In Auseinandersetzungen muss ich lernen: Wie schütze ich mich selbst? Wie stehe ich für meine Interessen und Bedürfnisse ein? Wie schütze ich meine Grenzen? Und wie halte ich gleichzeitig die Brücke zum anderen? Wie höre ich zu und öffne mich dabei dem anderen, um auch ihn zu verstehen? Wie teile ich mich mit, dass auch der andere mich verstehen lernt? Wie sieht die Lösung für uns beide aus, die uns beiden gerecht wird?

Hilfreich sind in diesen direkten Auseinandersetzungen Redestäbe. Dafür können auch Maskottchen oder Plüschtiere eingesetzt werden, die helfen, in diese oft chaotischen Auseinandersetzungen Struktur zu bringen. Die oberste Regel dabei ist: Solange einer diesen Redestab hält, darf er reden, und der andere hört zu, ohne den Redner zu unterbrechen. Dann bekommt der

Zuhörer den Redestab und muss erst mal zusammenfassen, was er beim Zuhören verstanden hat. Erst wenn der Erzähler sich richtig verstanden fühlt, ist Rollentausch angesagt. Der, der zunächst Zuhörer war, darf seine Wahrnehmung des Problems erzählen. Und wieder ist dies erst vollständig, wenn er sich durch die Rückmeldung des Zuhörers richtig verstanden fühlt. Vielleicht möchte dann jeder in gleicher Weise noch mal etwas zu dem Problem sagen, aber ab der dritten Runde ist es empfehlenswert, dass jeder dann in gleicher Weise (wieder mit Rückmeldung) erzählt, wie er sich eine Lösung des Problems vorstellen kann.

In Zweierbeziehungen ist es nun mal so, dass durch das enge Zusammenleben die Partner nicht nur die Schokoladenseiten voneinander mitbekommen, sondern auch die Schwächen und unausgegorenen Seiten, Ecken und Kanten des anderen. Da der andere damit umgehen muss, wird er zu unserem stärksten Spiegel für das, was funktioniert, und das, was in unserem Umgang mit anderen Menschen nicht funktioniert. Andere Menschen außerhalb der Zweierbeziehung können, wenn sie Schwierigkeiten mit uns haben, eher ausweichen, und wir können uns dort eher zusammenreißen. Zu Hause, in einer engen Zweierbeziehung, ist das auf Dauer nicht möglich. Und so wird es da, wo es nicht in gegenseitiger Harmonie und im Einklang läuft, eher einmal knirschen und krachen. – Nicht sehr hilfreich sind dann Schuldzuweisungen und Vorwürfe.

Ein besserer Ansatz ist es, zu sagen, „da funktioniert etwas nicht zwischen uns", und sich dies dann (siehe oben) genauer anzuschauen.

Im Spiegel der Zweierbeziehung haben wir die Chance, ein Bild von außen auf uns zu bekommen und nicht nur alles aus unserer Innenperspektive wahrzunehmen. Es ist wirklich so, wie vor einem Spiegel zu stehen. Plötzlich muss ich erkennen, dass meine Lieblingshose Hochwasser hat und mich nicht so vorteilhaft kleidet, wie in meiner Vorstellung. Der Spiegel eines anderen Menschen ist nicht immer ein klarer Spiegel. Er trägt auch Verzerrungen durch Erwartungen des anderen an mich und durch seine Vorstellungen, was richtig und was falsch ist. Auch dessen muss ich mir bewusst sein. Der andere spricht nicht die absolute Wahrheit. Aber er gibt mir ein Bild von außen und damit eine andere Sichtweise. Während ich zum Beispiel von mir denke, immer zu nachgiebig zu sein, erfahre ich so, dass die Außenwelt (und vielleicht nicht nur mein Partner, der sich möglicherweise eine gefügige und anpassungsfähige

Partnerin wünscht) mich eher als unnachgiebig und kämpferisch empfindet. Innenbild und Außenbild können manchmal deutlich voneinander abweichen.

In einer engen Zweierbeziehung bekomme ich also intensivere Reflexionen, Reaktionen auf mein Denken und Handeln. Auf diese Weise kann ich besser erkennen, was funktioniert und was nicht funktioniert. Ich kann so lernen, mich mit dem auseinanderzusetzen, was nicht funktioniert. Zum Teil geschieht das in der Auseinandersetzung mit meinem Partner. Und danach muss ich meine Welt, mein Verstehen von der Welt und wie sie funktioniert, wieder neu zusammensetzen und auch die Regeln für das Zusammenleben mit meinem Partner. Es geht darum, zu erkennen, welche Veränderungen es von meiner Seite braucht, damit die Dinge besser funktionieren. Auf diese Weise verändern wir uns und wachsen miteinander. Gegenseitige Anerkennung und Wertschätzung sowie Offenheit für Veränderungen bei sich selbst und beim Partner spielen dabei eine große Rolle.

In dieser Zeit als junge Erwachsene, in der wir lernen, unsere Rolle in einer Zweierbeziehung zu finden, lernen wir auch verschiedene Weisen kennen, wie körperliche Liebe uns Spaß macht. Und wir gründen darauf unsere Muster, wie wir körperliche Liebe leben wollen.

Treten wir dann **in den größeren Kreis einer Familie und beruflicher Herausforderungen** ein, so greifen wir in diesen öfter stressgeplagten Zeiten gerne auf bewährte Muster zurück, sowohl in den Gesprächen und Problemlösungen im Alltag als auch im Bett.

Und sind die äußeren Anforderungen sehr hoch, kann es sein, dass sie am Abend nur noch kuscheln und in den Arm genommen werden will, während er seinen beruflichen Stress über Sex abbauen möchte. Das jeweils andere empfinden beide als zusätzliche Belastung und Anforderung.

In dieser Zeit kann die Lust miteinander oft auf der Strecke bleiben.

Zum einen gilt es dann, sich Freiräume von Arbeit und Familie zu schaffen. Seien Sie es sich selbst wert, füreinander Zeit zu haben, und nicht nur eine Stunde! Zum anderen kann auch mal ein Tapetenwechsel hilfreich sein, um raus aus der gewohnten Routine zu kommen. Denn das Altbekannte trägt den Geschmack von Routine und Langeweile in sich. Das Feuer der Lust brennt vor allem im Neuen und Unbekannten. So wie man auch aus verbranntem Holz, sprich Asche, kein Feuer entzünden kann, nährt sich das Feuer der Lust im Neuen und Unbekannten. Schon sich in anderen Räumen zu lieben oder zu einer anderen Tageszeit, hilft uns, den Partner/die Partnerin mit neuen Augen zu betrachten. Wie sieht er/sie eigentlich aus? Wie hat er/sie sich verändert? Auf welche neue Art kann ich ihn/sie berühren? Was habe ich noch nicht ausprobiert?

Männer berichteten in Vorträgen zu diesem Thema, wie hilfreich es sein kann, als Familie mit kleinen Kindern Übereinkünfte mit anderen Familien zu haben, wo die Kinder ein Wochenende mit der anderen Familie verbringen und die Eltern sich ein Wochenende Zeit nehmen für Zweisamkeit. An einem anderen Wochenende findet es dann umgekehrt statt, und alle, auch die Kinder, haben in der Regel Spaß und Gewinn dabei.

Wichtig ist es dann, diese besondere Zeit der Zweisamkeit nicht mit Erwartungen zu überfrachten. Je höher der Erwartungsdruck, desto größer die Chance, darunter zu versagen. Erwartungsdruck in der Körpersprache der Lust erdrückt jede Erregung und Lust.

Offenheit ist hier wichtig. Mit dem gehen, was kommt. Aufmerksamkeit für alles, was Wohlgefühl, Freude und Lust bedeutet, es sich gut gehen lassen, gerade besonders auch körperlich. Gehen Sie ins Kino, Tanzen, in die Sauna oder Essen. Spielen Sie mit dem, was kommt. Flirten Sie, tun Sie, als wäre Ihnen nicht nach Sex, als hätten Sie nur Spaß am Necken, Bezirzen. Machen Sie sich Komplimente, sagen Sie sich, was Sie aneinander mögen … Genießen Sie das Flirten, das Hochschrauben der Spannung, probieren Sie Neues aus. – Alles ist erlaubt, was Ihnen beiden gefällt und Ihren Gefühlen entspricht. (Und das kann heute so und morgen anders sein.)

Oft geht es uns in diesen Stresszeiten so, dass wir meinen, alles passt nicht, um sich auf die Körpersprache der Lust einlassen zu können. Im Alltag nur müde, im Urlaub mit den Kindern auf engem Raum – es geht eben nicht. Angst vor Erwartungsdruck spielt hier mit eine Rolle. Dieses aufzubrechen, braucht Feingefühl: gewinnend sein (nicht fordernd), spielerisch fragen: Wo sind deine Ängste? Was steht im Wege? Ich glaube so und so geht es doch. Hm, was meinst du?

Es ist die Aufforderung an beide, den lustvollen Mann, die lustvolle Frau in sich zu wecken. – Oft erwarten wir vom anderen, dass er die Lust in uns wecken soll.

Und gelingt es uns nicht, zusammen den Zugang zur Lust zu finden, so bleibt doch eine Grundregel bestehen, die ich bisher noch nicht erläutert habe:

Der erste Liebhaber in meinem Leben bin immer noch ich selbst. Ich bin kein Notersatz, sondern der einzige dauerhafte und verlässliche Partner in meinem Leben. Auch dafür darf ich mich selbst wertschätzen. Mich selbst zu kennen, ist die Voraussetzung, um mich auf andere einlassen zu können. Und ich selbst ändere mich mit dem, was mir Freude und Vergnügen bereitet.

Wir haben von der Natur das besondere Geschenk erhalten, mit uns selbst Freude und Vergnügen und orgastischen Energiegewinn feiern zu können. Anderen Lebewesen ist dies – mit wohl nur sehr wenigen Ausnahmen – nicht möglich.

Und ich kann dieses tun, mich selbst lieben, ohne schlechtes Gewissen und ohne damit Erwartungsdruck beim anderen zu erzeugen. Es ist einfach nur eine Möglichkeit, orgastische Energie zu leben.

Und dann kommt die Zeit, wo **die Beziehung älter wird**. Man kennt sich, kennt seine Eigenarten, seine Reaktionen, seine Muster. Langeweile droht sich auszubreiten. Und Langeweile ist nun nicht gerade sehr erregend.

Hier kommt es darauf an, die Gewohnheiten aufzubrechen, neue Gesichter in sich selbst und im anderen zu entdecken. Wo ist der Verführer, der sehr zärtliche Mann, der bei jeder Berührung sagt, was er an ihr liebt und schätzt, und sie in Komplimente kleidet. Ein Spiel, das frau auch umgekehrt spielen kann. Oder der Masseur, der seine Klientin verführt. Rollenspiele, auch mit vorgegebener Anfangsrolle können unentdeckte Seiten in uns selbst zum Vorschein kommen lassen und höchst amüsant sein.

Aber vielleicht fangen beide erst mal damit an, die Körpersprache der Lust an einem anderen Ort oder zu einer anderen Zeit zu genießen oder es auf eine andere Art und Weise zu erleben, zum Beispiel in anderer Kleidung.

Alles ist erlaubt, was beiden gefällt und niemand Drittem schadet. Und wenn Mann und Frau sich in unbekannte Gefilde vorwagen wollen, kann es sehr sinnvoll sein, ein Codewort abzusprechen (besonders bei Rollenspielen), um alles stoppen zu können, wenn es für einen von beiden nicht mehr stimmig ist.

In dieser Zeit ist die Gefahr sehr groß, die vertraute Beziehung, den Ort der Geborgenheit und Sicherheit zu Hause zu genießen, aber für das Kribbeln im

Leben, die Lust, sich einen neuen Menschen zu suchen. Es passiert meist einfach so. Und der Weg scheint so viel einfacher. Alte Verhaltensmuster in mir selbst oder in einer Beziehung aufzulösen, ist viel anstrengender. Im Anblick des vertrauten Gesichtes des Partners sehe ich nur das Alte, Gleiche, Immerwiederkehrende. Ich sehe die Person vor 20 Jahren und vor zehn Jahren in diesem Gesicht.

Andere erzählen: „Dein Partner/Deine Partnerin hat sich aber toll entwickelt, diese selbstbewusste, charmante Ausstrahlung. Wow!" Doch man selbst sieht nur den alten Kameraden, die alte Kameradin. Diese besondere Ausstrahlung hat man noch gar nicht wahrgenommen. Vielleicht kommt sie in den gewohnten Beziehungsstrukturen und in der gewohnten Umgebung auch gar nicht zum Vorschein.

Wie viel leichter erscheint es da, das Feuer der Lust, das vom Neuen und Unbekannten genährt wird, in einem neuen Menschen zu suchen und zu finden. Im Frischverliebtsein stehen wir in den Augen des anderen glänzend da. (Niemand, der an uns rummäkelt und auf unsere Schattenseiten hinweist.) Wir können uns in den Augen des anderen sonnen. Und wir können in dieser ersten Phase des Verliebtseins uns rückhaltlos für einen anderen Menschen begeistern und schwärmen. Noch haben wir seine Ecken und Kanten nicht kennen gelernt. Und wir glauben, er hat keine. Mit diesem Menschen erscheint alles viel einfacher. Wir begegnen ihm nur in ausgewählten Zeiten. Der Alltag mit seiner Mühsal bleibt draußen. Herrlich! Und in der Begegnung mit diesem neuen Menschen entdecken wir auch neue Gesichter und Seiten an uns selbst. Wir wachsen und erweitern uns in neue Richtungen.

Doch dann taucht die Frage auf, wie integriere ich das in mein ganzes Leben?

Eine Möglichkeit ist es, die alte Beziehung abzubrechen und mich ganz auf die neue einzulassen.

Dabei füge ich oft dem alten Partner viel Leid zu. Besonders, wenn dieser nicht wusste, dass *Sehnsucht nach Veränderung in der Beziehung* anstand. Er fühlte sich sicher und geborgen in der Beziehung und sieht sich nun von heute auf morgen allein und verlassen, ohne Einfluss auf die Beziehung üben zu können. Der, der geht, hat über seinen Kopf hinweg entschieden. Der, der zurückbleibt, fühlt sich ausgenutzt, verletzt, überrumpelt, alleingelassen, in seinem Vertrauen zum Partner missbraucht.

Wenn es aber schon länger in der Beziehung gekriselt hat und beide das Gefühl haben, dass sie sich gegenseitig das Leben schwer machen und aus ihren festgefahrenen Verhaltensmustern nicht herauskommen, kann dies auch der Anfang sein für eine wohltuende Trennung.

Schwieriger ist die Situation mit Kindern. Sie werden in den meisten Fällen vorübergehend oder auch anhaltender (je nachdem wie die Trennung gelebt wird und die Bedürfnisse der Kinder dabei berücksichtigt werden) unter dieser Trennung leiden. Für sie bricht die Verbundenheit mit beiden Eltern auseinander. Sie erleben das Leiden ihrer Eltern mit und leiden selbst unter dem Verlust, nun beide Eltern nicht mehr in gegenseitiger Verbundenheit erfahren zu können.

Doch es ist auch nicht möglich, künstlich eine Verbundenheit der Eltern aufrechtzuerhalten, wenn sie nicht stimmig ist. Kinder spüren auch das. Und bei anhaltenden Streitigkeiten und Verletzungen ist eine Trennung für alle Beteiligten der bessere Weg.

Doch nicht immer hält die neue Beziehung, was sie zu versprechen scheint. Unter den Anforderungen des Alltags verliert sich mit der Zeit die Euphorie des Verliebtseins. Die Schattenseiten des neuen Partners treten deutlich zu Tage. Plötzlich kommt die Ahnung auf, dass sich auch mit dem neuen Partner die Unzufriedenheiten und Streitigkeiten wiederholen können. Und nun? Haben wir gelernt, toleranter zu sein? Entwickeln wir neue Strategien in der Auseinandersetzung und Problemlösung? Kuschen wir, unterdrücken wir unseren Ärger, flüchten wir zu Freundinnen, Kumpels, in die Arbeit oder in ehrenamtliches Engagement? Welche neuen Wege der Problemlösung lassen sich finden? Oder passiert es uns wieder, dass wir uns „unbeabsichtigt" neu verlieben und alle Hoffnung auf die nächste neue Beziehung legen, verkennend, dass wir nicht (nur) den Partner, sondern vor allem uns selbst ändern müssen, um in einer Beziehung weiterzukommen und reifer zu werden.

Und so **können Krisen in einer Beziehung auch Zeiten des Wachstums sein**. In einer Krise, wenn alles auf dem Spiel und in Frage steht, erkenne ich oft erst im drohenden Verlust die wahre tiefe Bedeutung für mich. Will ich diesen Partner wirklich verlieren? Dieses Zusammensein als Familie wirklich aufgeben? Diesen Ort meines Zuhauses wirklich loslassen? Plötzlich steht neben der

Belastung und allem Ärger und Enttäuschung auch die Erinnerung und das Potenzial des Schönen, das wir miteinander erlebt, geteilt, kreiert haben. Was überwiegt? Was steht dem gemeinsamen Erleben des Schönen im Weg? Welche Veränderungen braucht es, damit das Schöne, die Verbundenheit, die Liebe wieder ihren Raum entfalten kann? Können die beiden Partner erkennen, was dem im Wege steht? Was wünschen sie sich jeweils? Was erkennen sie selbst an sich: Welche Veränderung kann und möchte jeder selbst einbringen?

Reicht das aus, um diese Probleme zu lösen? Was steht noch im Weg? Welche Ängste sind da? Welche Verletzungen? Wie können diese heilen? – Welche Fehler muss ich eingestehen und um Verzeihung bitten? Selten habe ich diese „Fehler" aus Absicht gemacht: Was war der Grund für mein Verhalten? Aus welchen Bedürfnissen, Ängsten, Sehnsüchten entstand es? Wie kann ich anders mit diesen Bedürfnissen, Sehnsüchten umgehen, so dass sie sich in ihrer berechtigten Ausdrucksform zum Wohle aller entfalten können? Wie kann ich die tieferen Wurzeln der Ängste erkennen, wo sind sie berechtigt? In welcher Weise können sie mir dort als Schutz dienen? Wo sind sie übertrieben, und blockieren mich? – Welche neuen Möglichkeiten und Potenziale entdecke ich in mir und im anderen?

In Krisen, im Angesicht des drohenden unwiderruflichen Verlustes, bin ich bereit zu springen, über meinen eigenen Schatten zu springen, über mein eigenes „Ich kann nicht anders, ich bin nun mal so" in das „Ich weiß nicht, ob ich das sein kann, aber ich will es wagen, ausprobieren, versuchen". Und wenn es auch auf Anhieb nicht vollständig gelingt, so ist es doch die Grundlage für weitere Veränderungs- und Wachstumsschritte. Doch geht es darum, uns gegenseitig dabei zu fördern und zu unterstützen und uns nicht zu blockieren („Hab ich doch gleich gesagt, du änderst dich nie!!!"). Auch beim Laufenlernen haben wir es nicht gleich gekonnt, sondern sind immer wieder hingefallen und haben es doch alle gelernt. Auf der anderen Seite geht es aber auch nicht darum, an alten Verhaltensmustern festzuhalten und sie schön zu reden, die Absicht zu verkünden, aber nicht danach zu handeln. In der Verletzlichkeit einer Krise ist es möglich, dass der andere schnell auch die Geduld verliert und die Hoffnung auf gemeinsame Veränderung aufgibt.

Das Aufgerütteltsein in der Krise sollten wir als Antrieb nutzen, um schnell in uns selbst entscheidende Schritte der Veränderung zu vollziehen. Der Alltag mit seinen alten Gewohnheiten wird uns im nächsten Schritt auf die Probe stellen, ob wir an diesen neuen Verhaltensweisen festhalten können, ob sie bestand haben. Der Alltag mit seinen Belastungen probt die Belastungsfähigkeit dieser neuen Verhaltens- und Beziehungsstrukturen. Auf diese Weise entwickeln wir neue Fähigkeiten aus uns selbst heraus, entdecken neue Gesichter unseres Seins und entdecken auch neue Gesichter im anderen.

Krisen sind meist ein unabdingbarer Teil im Wachstum von Beziehungen. Im Entfalten unserer Persönlichkeit verändern wir uns über die Jahre. Neue Bedürfnisse treten auf, neue Sehnsüchte melden sich, frühere Bedürfnisse treten in den Hintergrund. Ebenso ist es auch beim Partner. In der Angst vor Auseinandersetzungen, in der Angst mit unseren neuen Bedürfnissen abgelehnt zu werden, kann es sein, dass wir neu erwachte Sehnsüchte und Bedürfnisse vor dem anderen, manchmal auch vor uns selbst verstecken. Wir leben die Beziehung auf der Basis des kleinsten gemeinsamen Nenners und wir spüren, wie damit unsere Beziehung ihre Lebendigkeit verliert. Wir versuchen, unsere Lebendigkeit vielleicht außerhalb der Beziehung zu entfalten, im Beruf, in anderen Projekten, mit Freunden. Irgendwann ist die Unzufriedenheit so groß in der Partnerschaft, dass wir das Risiko eingehen und es knirschen und krachen lassen. Dann kommt alles auf einmal auf den Tisch. Eine große Herausforderung ist es dann, daraus etwas Neues, eine neue Struktur der Gemeinsamkeiten zu basteln. Hilfe von außen kann dabei sehr hilfreich sein (Paartherapie). Etwas weniger anstrengend kann es sein, wenn wir offen für Veränderungen im Miteinander bleiben und über die Jahre die Beziehungen, die Gemeinsamkeiten immer wieder verändern. Trotzdem werden sich auch auf diesem Wege Krisen nicht vollständig vermeiden lassen. Aber vielleicht hilft es, Krisen nicht als persönliches Scheitern, sondern als Chance für Veränderung, Wachstum und Reife zu sehen. In der Krise sind wir konfrontiert mit unseren tiefsten Gefühlen und Sehnsüchten. Wir stoßen auf unseren eigenen Kern. Und wenn wir den anderen nicht angreifen, sondern nachfragen und ihn zu verstehen suchen, begegnen wir auch seinen tiefsten Gefühlen, Verletzungen und Sehnsüchten. Aus all dem gilt es dann, den Weg, die Form des Miteinanders zu finden, die beiden Menschen mit ihren Bedürfnissen gerecht wird und keiner sich selbst verleugnen muss. Die Form des Miteinanders zu finden, ist ein Prozess, ein Werden, sie ist nicht einfach da. Sie will ausprobiert und verändert werden. Kann ich mich so mit meinen Bedürfnissen entfalten? Ist das, was ich als wichtig erachtete, ins Leben umgesetzt, doch nicht so wichtig? Treten noch tiefere, verstecktere Bedürfnisse und Sehnsüchte auf, die ich mir selbst kaum einzugestehen wage und erst recht nicht dem anderen gegenüber?

Meines Erachtens ist für eine wahre Begegnung im Miteinander **Wahrheit und Vertrauen** die Grundlage. Diese setzt aber einen **achtsamen Umgang** miteinander und **gegenseitige Wertschätzung** voraus.

Sich selbst und andere zu täuschen oder zu belügen, entzieht uns die Grundlage der Begegnung. Ein wahres Zusammenkommen wird so verhindert. Wir spüren in der Begegnung, dass der andere uns ausweicht. Schwierig wird es, wenn Wahrheit und Täuschung eng miteinander verwoben sind oder derjenige selbst seinen Täuschungen glaubt, sich selbst zu täuschen sucht. Es bleibt im Gegenüber oft eine Ahnung, dass etwas nicht stimmt, doch es ist nicht greifbar. Werden später die Lügen und Täuschungen aufgedeckt, so fühlt sich der Getäuschte benutzt und missbraucht und zutiefst verletzt. Sein Impuls wird sein, sich zu verschließen, seine Wunden zu lecken und sich vor dem anderen zu schützen. Und er wird sich fragen: Wie konnte ich mich so täuschen lassen? Kann ich je jemandem wieder vertrauen, mich jemandem öffnen? Diese Verletzungen wiegen schwer.

Doch der Getäuschte muss genauso erkennen: Auch ich habe Fehler gemacht. Ich habe dem anderen zum Beispiel nicht wirklich zugehört und verstanden. Auch ich habe verletzt, den anderen in bestimmten Bereichen abgewertet oder benutzt.

Kann dies die Grundlage sein, um dem jeweils anderen in seiner Situation zu verstehen? Kann daraus ein Verzeihen erwachsen? Verzeihen kann ich aber erst, wenn der Gegenüber auch wirklich erfahren hat, welche tiefen Schmerzen er/sie mir zugefügt hat. Es geht nicht darum, die tiefen Schmerzen nur im stillen Kämmerlein mit sich selbst auszumachen und in die Welt hineinzulächeln. So täusche ich den anderen. Es geht auch nicht darum, den anderen anzubrüllen und Vorwürfe zu machen und anzugreifen. Angriff ruft schnell Abwehr, Verteidigung und Gegenangriff hervor, und schon sind wir mitten in einer Schlacht. Kann ich dem anderen meinen Schmerz zeigen ohne Vorwurf, ihm zeigen, wie es mich trifft, ihn/sie in die Tiefen meiner Seele und meines Schmerzes blicken lassen? Kann der andere es aushalten, sehen, erkennen, ohne auszuweichen? Kann er ehrlich um Verzeihung bitten und von Herzen her sagen, wie sehr es ihm leidtut? Kann er ertragen, wenn ehrlicherweise Verzeihen nicht gleich gewährt wird? Kann er es aushalten, die Folgen seines Handelns, den Schmerzen zu sehen, ohne in Selbstzerwürfnis zu gehen?

Wir alle machen in unserem Leben Fehler, große und kleine. Können wir diese annehmen, aus ihnen lernen und uns auch selbst verzeihen? Wir Menschen lernen nun mal über Fehler. Unsere Geschichte ist voll davon. Schlimm ist es nur, wenn wir uns unsere Fehler nicht ansehen, nicht bereit sind, aus ihnen zu lernen und dadurch sie immer wiederholen.

Kann der, dem Leid geschah, verzeihen und dem anderen zugestehen, dass Fehler menschlich sind und der andere trotzdem ein wertgeschätzter Mensch bleibt? Das heißt: Ich übe als Verzeihender keine Macht über den anderen aus, indem ich ihn erniedrige, abwerte oder seine Selbsterniedrigung, Selbstabwertung einfordere! Nein, ich behandle ihn wie einen gleichwertigen Menschen, denn auch mir passieren Fehler. Meist haben wir als Menschen nicht die Absicht gehabt, dem anderen ein Leid zuzufügen. Die meisten Fehler geschehen in guter Absicht.

Und wenn wir in diesen Krisen gereift sind, in unserer Beziehung neue Entfaltungsmuster integriert haben, und wenn wir in unserer Beziehung, im Miteinander in Einklang mit unseren Bedürfnissen und Sehnsüchten leben, immer wieder Neues in uns selbst und im anderen entdecken, dann wecken kleine Krisen uns immer wieder auf, wenn wir einzuschlafen drohen, und wir wissen, dass wir das Rüstzeug haben, um das Abenteuer des Miteinanders zu bestehen und uns immer wieder neu aufeinander einzulassen.

Die Körpersprache der Lust zu genießen, ist bis ins **hohe Alter** möglich. Oft kommen körperliche Einschränkungen hinzu, die in der Körpersprache miteinander berücksichtigt werden wollen. Die Lust und Freude an der körperlichen Berührung, Streicheln und Zärtlichkeiten sind fast immer da. Nur da, wo Menschen durch innerliche Prozesse oder äußerlichen Stress sehr beansprucht sind, kann es sein, dass ihnen jede Berührung, jeder Kontakt zu viel ist.

Bei nicht wenigen Paaren erfährt die Körpersprache der Lust eine Veränderung, sei es, weil zum Beispiel durch den Hormonmangel bei der Frau die Schleimhäute so trocken werden, dass Geschlechtsverkehr nicht mehr das höchste Vergnügen darstellt, oder weil zum Beispiel krankheits- oder medikamentenbedingte Durchblutungsstörungen beim Mann auch sein Muster der lustvollen Körpersprache ändern.

Die oft über lange Jahre bestehende Fixierung auf den Geschlechtsverkehr als Vergnügensmuster entfällt bei nicht wenigen Paaren und es tun sich ganz neue Möglichkeiten des Lusterlebens auf durch Berührungen am ganzen Körper. Es ist eine Entdeckungsreise am ganzen Körper, wo welche Arten der Berührung Wohlgefühl, Freude und Lust hervorrufen.

Dabei kann Gleitgel ein wahres Zaubermittel sein. Gleitgel ist ähnlich einem Massageöl, in seiner Struktur jedoch noch viel feiner und weicher.*

Stellen Sie sich eine Rückenmassage mit trockenen Händen vor. Das ist im Allgemeinen schon eine nette Sache. Mit Massageöl ist eine solche Rückenmassage aber um vieles angenehmer und schöner. Durch das Öl können die Hände ganz anders über die Haut gleiten. Die Bewegungen werden feiner, sanfter. Ein viel größeres Spektrum an Druck- und Berührungsmustern ist möglich. Übertragen Sie dieses nun auf den Genitalbereich von Mann und Frau, der bei beiden viel stärker innerviert ist und damit viel empfindlicher ist als ein Rücken. Feine, zarte Berührungen, an verschiedenen Orten, in unterschiedlicher Intensität lassen uns dort völlig neue Welten erleben. Diese Art der verschiedenen Berührungsmuster ist die Grundlage für Tantramassagen, die aus dem asiatischen Kulturkreis stammen. Für unseren Kulturkreis gibt es da noch viel Neues zu entdecken.

* Das Spektrum an Gleitgels ist dabei, sich zu erweitern. Gleitgel gibt es auf Wasser- und auf Ölbasis. So wie es Massageöls in unterschiedlicher Qualität gibt, so ist auch die Qualität von Gleitgels sehr verschieden, mit und ohne Duftstoffe etc. In der Apotheke gibt es Standards. Meine Hoffnung ist, dass sich auch dort das Spektrum noch erweitern wird. Größere Spektren gibt es in Kondomerien (zum Beispiel auch bei pro familia) und in „Sexshops", wobei es solche gibt, deren Atmosphäre ich persönlich als abstoßend und frauenbenutzend beschreiben würde. Es entstehen aber immer mehr Läden, meist von Frauen geführt, die den Anspruch haben zu vermitteln, dass Sexualität etwas Natürliches, Wertvolles und Schönes ist und dafür eine neutrale Atmosphäre schaffen. Oft haben sie auch Tage, wo nur Frauen Zugang haben, oder verkaufen ihre Ware auch über Internet oder per Telefonbestellung und Versand.
Eine gute Alternative zu den so genannten Gleitgels ist Olivenöl. Olivenöl wird zum Teil in Krankenhäusern bei Hautverbrennungen eingesetzt. Es ist also sehr wohltuend für die Haut, einfach zu besorgen und in den meisten Haushalten immer vorhanden.

Abraten möchte ich von allen ätherischen Ölen, da diese die Schleimhäute reizen. Ein wichtiger Hinweis: Öl bzw. Gleitgel auf Ölbasis macht Kondome porös und damit undicht. Dies gilt es, bei der Wahl der Verhütungsmittel zu beachten.

Dieses sind nur ein paar Grundmuster in den jeweiligen Lebensphasen. Der Einzelfall kann ganz anders sein. Schwierig sind Zeiten der Umbrüche, wenn lieb gewonnene Muster nicht mehr funktionieren. Dieses kann an äußeren oder inneren Veränderungen liegen. Oft scheint es auch gar nicht fassbar. Von heut auf morgen kann es sein, dass das, was mir immer viel Spaß machte und erregte, mich plötzlich völlig kalt lässt. Es funktioniert nicht mehr. Statt Lust – Frust. Solche Zeiten sind schwierig zu durchstehen. Wir schauen zurück und denken: „Wie schön war das doch damals!!!“ Doch immer, wenn wir es auf die alte Weise probieren, klappt es nicht, und der Frust hat uns wieder eingeholt. Es sind Zeiten, da möchte man aufgeben – lass mich bloß mit Sex in Ruhe!

Das Einzige, was – aus meiner Erfahrung heraus – hilft, ist: den Blick zurück loslassen. Ich muss vertrauen darauf, dass das, was es hier zu lernen gibt, für mich noch schöner ist, als das, was ich kannte. Und dann gilt es, nach vorne zu schauen, genau hinzuschauen: Wo ist denn das kleine Staubkörnchen Glück, das kleine bisschen in all dem Frust, das schön ist, das Wohlgefühl mit sich bringt. An diesem gilt es sich festzuhalten und von dort aus weiterzusuchen, sich weiterzuhangeln.

Ich kann da aus eigener Erfahrung berichten. Nachdem ich in der Körpersprache der Lust immer Neues entdecken durfte, erreichte ich eine Zeit der Höhenflüge. Was ich dort in der sexuellen Energie erleben durfte, grenzte an Ekstase. Und dann war es ohne Veränderung äußerer Umstände schlagartig vorbei. Über Monate erlebte ich noch nicht mal einen Orgasmus. Das hatte es in meinem bisherigen Leben nicht gegeben.

Doch unser körperliches Lusterleben hat sehr viel mit unserer Seele zu tun. Das, was es in der Körpersprache der Lust zu lernen gilt, gilt es auch in allen anderen Bereichen des Lebens zu lernen. Mein Thema war, eine noch tiefere Art der Hingabe zu leben, des sich Öffnens. Nachdem ich dies erkannt, verstanden und zu leben gelernt hatte, eröffnete sich mir eine völlig neue Art des sexuellen Erlebens, die mir vorher nicht vorstellbar war.

Ich möchte damit Mut machen, in Zeiten, wo scheinbar nichts mehr funktioniert, nicht aufzugeben, sondern nach vorne zu schauen, auf das Wenige zu schauen, was funktioniert und damit weiterzugehen und tiefer zu gucken auf das, was es hier zu lernen gibt.

Die Art, wie wir die Körpersprache der Lust leben, ist sehr vielgestaltig. Ich bin bisher auf gängige Muster eingegangen. An dieser Stelle möchte ich darauf hinweisen: Meines Erachtens ist diese Vielfalt des körperlichen Lusterlebens gut und schön, solange sie mir und dem anderen Energiegewinn gibt und niemand Drittes verletzt oder missbraucht wird.

Alles ist erlaubt, was beiden gefällt und niemand Drittem Schaden zufügt. Jeder lernt auf diese Weise das, was für ihn wichtig ist, ob er homosexuell ist, hetero- oder bisexuell. Ob er als Single lebt, mit häufig wechselnden Beziehungen, in Zweisamkeit oder Dreiecksbeziehungen oder sexuelles Gruppenerleben bevorzugt. Nur eines erachte ich dabei als wichtig: Dass das, was geschieht, ein Energiegewinn ist für alle Beteiligten und auch Außenstehenden keinen Schaden zugefügt wird.

Die Grundlagen dafür sind Ehrlichkeit und Aufrichtigkeit, ehrliche Absprachen und verantwortungsbewusster Umgang mit den Gefühlen anderer.

Sexualität ist Körpersprache ist Kommunikation

Wenn wir davon ausgehen, dass Sexualität die Körpersprache der Lust ist, so können wir uns nun fragen:

Was heißt dann „zuhören" in der Körpersprache, was heißt dann „sich mitteilen" in der Körpersprache?

Unser Körper ist etwas ganz Erstaunliches. Das, was da draußen in der Welt passiert, erleben wir in uns durch unseren Körper. Er vermittelt uns die Welt da draußen. Wir riechen die Blume, wir sehen die Farben, wir hören die Musik oder das Zwitschern der Vögel. All das nehmen wir in uns auf. Und es macht etwas in uns, es bringt etwas in uns zum Schwingen. Meist verbinden wir es mit Gefühlen. Hm, das schmeckt gut, – oder – iii, das fühlt sich glitschig-ekelig an.

Die Welt da draußen findet ein Abbild und ein Erleben in uns.

Wir können sehr offen dafür sein, genau hinspüren, hinhören, hinsehen. Oder wir können uns auch dem verschließen, wir spüren nichts, hören nichts, sehen nichts.

Es gibt Zeiten, wo es wichtig ist, sich abzuschotten. Wo die Welt da draußen erschreckend und bedrohlich ist. Dann ist es besser, nichts zu hören, nichts zu spüren, nichts zu sehen, es möglichst nicht in unser Bewusstsein reinzulassen. Wir lernen dann, in eigenen Welten zu leben, uns unsere eigenen Geschichten zu erzählen, in Erinnerungen zu schwelgen, uns schöne Bilder vorzustellen.

Darin liegt eine eigene Kraft, um auch unter ungünstigsten Bedingungen zu überleben, die Hoffnung auf eine schöne Welt nicht aufzugeben.

Die Gefahr liegt aber auch darin, dabei den Kontakt zur Welt zu verlieren. Unsere Phantasiewelt erscheint uns dann realer und wichtiger als die Welt da draußen. Ähnliches passiert auch, wenn wir unsere Wahrnehmung nur auf einen kleinen Ausschnitt in der Welt konzentrieren. So bei einem autobegeisterten Kfz-Mechaniker, dessen Welt nur aus Autos besteht, oder bei Wissenschaftlern, deren Welt sich nur aus mathematischen oder chemischen Formeln zusammensetzt.

Es gibt aber auch andere Zeiten, wo wir deswegen von der Welt da draußen nichts wahrnehmen, weil wir so sehr mit uns selbst beschäftigt sind. Gerade in Zeiten von Veränderungsprozessen ist dies der Fall. Zeiten der Beziehungsveränderungen, Zeiten schwerer Krankheiten, die unser weiteres Leben auf den Kopf stellen, Zeiten beruflicher Veränderungen. Wer bin ich, wenn dieses und jenes nicht mehr funktioniert? Wie soll es weitergehen? Was muss ich tun? Was habe ich daraus zu lernen?

In diesen Zeiten ist all unsere Aufmerksamkeit nach innen gerichtet. Von der Welt da draußen bekommen wir fast nichts mit. Wir können in Büchern lesen und fragen uns am Ende der Seite, was stand da eigentlich? Wir können in unserem Zimmer sitzen und auf die Wand oder zum Fenster hinausstarren, und wenn jemand uns fragt: Was tust du gerade? Was denkst du gerade? – Wir wüssten darauf keine Antwort. Solche Zeiten können sich auch über Monate hinziehen und wir treten verändert aus ihnen hervor, ohne genau sagen zu können, wie das passiert ist. Die Welt da draußen haben wir währenddessen kaum wahrgenommen.

Über solche Prozesse, in denen wir uns von der Welt abschotten, kann es aber auch passieren, dass uns der Kontakt zur Welt verloren geht. Wir haben vergessen, wie wir Verbindung mit der Außenwelt herstellen können. Wir leben mehr in unserem eigenen Kopf, in unserem eigenen Denken. Wir hören nur, was in unser Denkmuster passt. Wir sehen Dinge und es hat keine Bedeutung für uns. Wir schmecken und wir schmecken nichts, wir spüren nichts, fühlen nichts.

Wir sind isoliert und fühlen uns von der Welt getrennt.

Wie können wir uns wieder öffnen? Wie können wir die Welt wieder in uns erleben?

Indem wir die Hand ausstrecken und die Welt wieder berühren.

Am einfachsten fällt uns das draußen in der Natur. Wie fühlt sich ein Blatt an? Wie die Rinde eines Baumes? Wie die Oberfläche eines Steines? Da draußen in der Natur habe ich alle Zeit der Welt und niemand schaut mir zu, erwartet etwas von mir. Ich kann ganz allein auf Entdeckungstour gehen. Wie fühlt es sich an, im Gras auf der Erde zu liegen und zu dösen oder den Wolken zuzuschauen? Oder mit dem Rücken am Baum zu sitzen und die Landschaft zu beobachten? Was erlebe ich da in mir? Leer werden, um wirklich wieder sehen zu können, fühlen zu können, spüren zu können …

Zuhören in der Körpersprache (der Lust) heißt: mit allen Sinnen wahrnehmen, sich der Welt da draußen öffnen und den Widerhall davon in mir spüren. Alle Gefühle von dem, was es in mir auslöst, zulassen, Teil des großen Ganzen zu sein.

Sprechen in der Körpersprache heißt: mich der Welt über meinen Körper mitteilen, über meinen Körperausdruck mich der Welt zum Ausdruck bringen.

Unser Körper ist etwas ganz Erstaunliches. Er ist der Mittler zwischen außen und innen. Was in der Außenwelt passiert, nehmen wir in uns wahr, was in uns passiert, teilen wir der Welt da draußen über unseren Körper mit. Zum einen über die Sprache, zum anderen unbewusster über unsere Körpersprache, unsere Körperhaltung. Wie wir einen Raum betreten, erzählt den anderen unbewusst schon ganz viel über uns. Schlappen wir müde mit hängenden Schultern rein oder in stolzer Haltung allen zulächelnd. Je nachdem, in welcher Haltung wir den Raum betreten, werden wir von den Menschen ganz unterschiedlich angesprochen werden.

„He, bist du auch müde. Ich auch, brauchst du erst mal einen Kaffee?“, oder „Was ist denn das für ein aufgeblasener Gockel, der hält sich wohl für was ganz Besonderes!“

Mit unserer Haltung bestimmen wir die Reaktionen unserer Umwelt. Dies geschieht in einem weit größeren Ausmaß, als wir es uns im Allgemeinen bewusst sind. Und unsere innere Haltung beeinflusst unsere äußere.

Wenn ich die innere Einstellung habe: „Ich bin ein hilfsbereiter, herzensguter Mensch. Wenn jemand mich braucht, helfe ich gerne“ – dann ist es so, als hätte ich auf dem Rücken ein Schild, auf dem wie bei einem Fußabtreter draufsteht: „Bitte benutzen.“

Und jeder wird mich ansprechen und fragen: „Ach könntest du nicht mal für mich …?“ – Irgendwann frage ich mich dann: „Warum fragen die immer nur mich und nie meine Kollegin, ob sie auch mal länger bleibt, Kuchen bäckt etc.?“ Aber die Kollegin hat eine Körperhaltung, die besagt: „Ich bin doch nicht die Bedienstete für alle! Mich braucht ihr gar nicht erst zu fragen!“

Es ist schon ein Unterschied in der Körperhaltung/Ausstrahlung, ob ich sage: „Ich bin immer hilfsbereit und helfe gerne.“ – Oder ob ich sage: „Ich helfe, wenn man mich braucht, aber ich weiß auch meine eigenen Interessen und die meiner Familie zu schützen.“

Sie kennen auch die Menschen, die mit der Haltung durch das Leben gehen: „Alles ist witzig und ich bin der Clown.“ Diese Menschen werden gerne auf Partys eingeladen. Es ist sehr amüsant mit ihnen und unterhaltsam, aber ich werde nicht versuchen, meine Probleme mit ihnen zu besprechen.

Und schon an diesem Beispiel werden Sie bemerken: Wenn ich nur eine bestimmte Haltung in der Welt einnehmen kann, so werden andere Teile in mir, die es auch gibt, nicht gelebt. Wenn ich auf meine Rolle als Clown fixiert bin, bin ich nicht in der Lage, mit anderen über meine Probleme zu reden, die ich auch habe, wie jeder Mensch.

Welche unterschiedlichen Haltungen und Ausdrucksweisen sind mir möglich? Wie kann ich sie je nach Situation und meinen Bedürfnissen einsetzen?

Kann ich in bestimmten Situationen völlig verschlossen wirken, so dass ich niemandem Einblick in mein Innerstes und meine Gefühle gebe?

Kann ich in anderen Situationen mein Innerstes, meine Gefühle nach außen fließen lassen, so wie der Name es besagt: Emotionen = herausbewegen, mein Inneres nach außen bewegen, mit meinen Gefühlen im Fluss sein? – Das heißt auch, meine Gefühle nicht aufstauen, zurückhalten, bis eine Kleinigkeit sie zum Explodieren bringt.

Auf eine gute Art mit seinen Gefühlen umzugehen, meint aber auch nicht: in meinen Gefühlen schwelgen und alle sind ständig meinen Gefühlsduschen oder Wechselbädern meiner Gefühle ausgesetzt. Wir können uns vorstellen, welches Gefühlschaos das auslöst, wenn alle dies ständig tun, ihren Gefühlen freien Lauf lassen.

Eine gute Art mit Gefühlen umzugehen, heißt für mich, mit ihnen in Kontrolle und Balance zu sein. Das heißt, ich lasse sie nicht ungefiltert in die Welt. Ich muss meinem Chef nicht morgens gleich erzählen, welchen Stress ich mit meinem Partner beim Frühstück hatte. Trotzdem spüre ich meine Gefühle, nehme sie wahr, meinen Frust, meine Wut, meine Freude. Aber ich lasse nicht jeden daran teilhaben, sondern weiß, an welchem Ort und mit wem ich sie ausleben kann, so dass ich sie wirklich lebe und im Einklang bin mit meinen Gefühlen. Meine Freude über mein Geburtstagsgeschenk von meiner Tochter brauche ich nicht in der Bürositzung mitzuteilen, aber ich zeige sie meiner Tochter, meinem Mann und meiner Freundin.

Gerade mit unseren negativen Gefühlen umzugehen, fällt uns oft schwer. Oft versuchen wir, sie zu ignorieren, wollen sie nicht wahrhaben, halten sie unter Verschluss, bis sich so viel aufgestaut hat, dass es bei einer Kleinigkeit überläuft und wir explodieren. Erstens: Negative Gefühle haben ihre Berechtigung. Sie sind nicht schlecht, sondern sie machen uns deutlich: <u>Da funktioniert etwas nicht.</u> Wenn mich etwas ärgert oder wütend macht, heißt das: Diese Umgangsart oder diese Entscheidung funktioniert so nicht für mich. Ich bin damit nicht im Einklang. Mehr bedeutet es erst mal nicht.

Dann heißt es, genau hinzuschauen. Meist tun wir das Gegenteil. Solange es uns nicht zu sehr ärgert, schlucken wir es runter, nehmen es hin, bewahren es in uns auf – möglicherweise liegt es uns schwer im Magen – und hoffen, dass da nicht noch mehr kommt, was uns ärgert.

Besser ist es, genau hinzuschauen: Was ärgert mich daran, was funktioniert da für mich nicht? Wollte ich bei der Entscheidung auch gefragt werden? Ist mir jemand mit seiner Äußerung zu nahe getreten? Hat mich jemand verletzt?

Sich im Ton vergriffen? – Solange ich nur etwas verärgert bin, habe ich noch Handlungsspielraum. Wenn ich vor Wut explodiere und rotsehe, habe ich keinen Handlungsspielraum mehr, dann verliere ich meinen klaren Kopf und werde oft ausfallend und verletze andere.

Also ist es sehr wichtig, ein gutes Gespür für meine negativen Gefühle zu entwickeln, denn es zeigt mir, wo etwas nicht funktioniert. – Oft machen wir es an Personen fest: „Die ist blöd, der ist gemein." Das hilft uns nicht weiter. Weiter hilft es uns, genau hinzusehen: Wo hat etwas für mich nicht funktioniert. Hat mich beispielsweise der Ton, in dem der mich angesprochen hat, verletzt? Dann reagiere ich, indem ich sage: „Diesen Ton halte ich für nicht angebracht." Oder: „Ich glaube, hier vergreifen Sie sich im Ton." Dieses sind Formen, bei denen es nur eine leichte Grenzziehung, eine zarte Korrektur braucht. Meine Körperhaltung unterstützt meine Aussage. Wenn es eine stärkere Korrektur braucht, kann ich auch die Arme vor meinem Körper verschränken, den anderen anblitzen und sagen: „Ich verbitte mir diesen Ton."

Auf diese Art und Weise bin ich in Kontrolle und Balance mit meinen Gefühlen. Es kann dann auch Situationen geben, wo es nötig ist, kurz aus der Haut zu fahren, weil meine Grenzen stark verletzt wurden, kurz wütend zu werden, damit andere deutlich erkennen, was das bei mir ausgelöst hat. Danach ist es aber wichtig, wieder runterzukommen und zu klären, was da nicht funktioniert hat, warum ich nicht eher meine Grenzen ziehen und bewahren konnte.

Gerade im Umgang mit Kindern erfahren wir diese Situation oft. Sie erproben ihre Grenzen. Sie wollen die Welt erfahren, indem sie das Echo, die Reaktionen auf ihr Verhalten abfragen. Was passiert, wenn ich meine Sachen alle in den Flur schmeiße? Was passiert, wenn ich stundenlang brülle, bekomme ich dann meinen Willen? Was passiert, wenn ich meine Mutter beschimpfe, lacht sie, lässt sie sich das gefallen? Kinder testen aus, das ist völlig natürlich. Erwachsene tun das auch. Wie weit kann ich gehen? Wie viel Arbeit kann ich meinen Untergebenen aufbürden? Wann wehren sie sich?

Als Leidtragende erwarten wir von den anderen, dass sie unsere Grenzen erahnen, spüren, was uns zumutbar ist oder nicht. Wir machen ihnen einen Vorwurf, wenn sie es nicht erspüren. Den anderen wird es aber erst deutlich aus unserer Reaktion und Antwort. Was drücken wir mit unseren Worten mit unserer Körperhaltung aus? Fügsamkeit? Widerwillen? Wird deutlich, was wider unseren Willen geht? Wir haben viele Arten, wie wir es formen, formulieren können, dass wir damit nicht im Einklang sind.

Aber nicht nur die anderen können sich ändern, auch wir können unsere Einstellung zu der Sache ändern.

Wenn uns bewusst ist, dass unsere Kinder uns nicht aus böser Absicht ärgern, sondern dass es die kindliche Art ist, die Welt zu erkunden und Reaktionen zu erfahren, fällt es uns vielleicht leichter, damit eher spielerisch umzugehen. Auch ich kann verschiedene Reaktionsweisen ausprobieren: Was funktioniert bei meinem Kind, wie bewirke ich eine Verhaltensänderung bei ihm?

Unser Körperausdruck vermittelt unsere innere Einstellung und Haltung. Wir können dabei festgefahren sein in bestimmten Haltungen, indem wir auf alles im selben Muster reagieren, immer alles als Clown sehen oder als die Hilfsbereite oder als die Leidende und sich selbst Bedauernde …

Oder wir können unsere Haltungen und Einstellungen je nach Situation variieren, was uns mehr Handlungsspielraum gibt. Gut und hilfreich ist es, wenn wir erkennen, dass wir in jede Situation eine Veränderung hineinbekommen, wenn wir unsere eigene innere Haltung und Einstellung verändern.

Es geht nicht darum, sich dabei etwas einzureden, was man nicht wirklich halten und vertreten kann. Wenn ich mir einrede: „Du musst das jetzt alles ganz locker sehen, reg dich nur nicht auf" – aber in mir brodelt es, dann wirkt mein Lächeln verkrampft und aufgesetzt. Die anderen spüren, dass es nicht echt ist.

Es geht eher darum, die Sache aus einer anderen Perspektive, von einer anderen Seite aus zu sehen.

Ein Beispiel: Ich stehe morgens auf und weiß, ich habe heute ein Gespräch mit meinem Chef. Das letzte ging ziemlich daneben. Jetzt kann ich den Tag und was mir passiert aus zum Beispiel von zwei (und es gibt viel mehr) verschiedenen Sichtweisen heraus erleben.

Die eine ist: „Oh nein, wie fürchterlich", die andere: „Lass uns probieren, was man daraus machen kann."

Variante 1: „Oh nein, wie fürchterlich": Ich wache morgens im Bett auf und denke als Erstes: „Oh nein, wie fürchterlich, heute das Gespräch mit dem Chef. Was für ein mieser Tag." Beim Frühstück verschütte ich den Kaffee und denke: „So ein Mist und das heute, das kann ja alles nur eine Katastrophe werden." Was immer mir noch auf dem Weg bis zum Gespräch mit dem Chef passiert, sehe ich nur mit diesem negativen Filter. Wenn ich durch die Tür des Chefzimmers trete, denke ich: „Mal sehen, welche Katastrophe das jetzt wird." Meine Körperhaltung wird meine Einstellung widerspiegeln. Sie wird eher ängstlich, verdrückt und gewappnet für die Katastrophe sein.

Variante 2: Ich stehe auf und denke: „Neues Spiel, neues Glück. Letztes Mal war das Gespräch ja nicht so toll. Was kann ich daraus lernen, was kann ich dieses Mal anders machen?" – „Nun ja, Kaffee beim Frühstück verschüttet, das kann jedem mal passieren. Auf ein Neues, rein in den Tag." Wenn ich aus dieser Grundstimmung, mit dieser Grundeinstellung das Chefzimmer betrete, dann reibe ich mir vorher noch die Hände und denke: „Mal sehen, was ich dieses Mal besser machen kann." Strahlend gehe ich auf den Chef zu, lache ihn an.

Können Sie sich vorstellen, dass das Chefgespräch aus der jeweiligen Grundstimmung heraus völlig verschieden verlaufen wird?

Unsere Einstellung, Haltung und Sichtweise bestimmt, was passiert und hat großen Einfluss darauf, wie andere mit uns umgehen.

Wie berühre ich die Welt? Wie ist mein Ausdruck? Welchen Eindruck haben andere von mir? Unser Körper vermittelt unser Innerstes nach außen. Und wieder habe ich die Wahl. Ich kann es nutzen, kann mich ausdrücken oder kann mich zurückhalten, verhalten. Keiner erfährt dann, wie und wer ich eigentlich bin. Ich passe in die Norm, verhalte mich wie alle, falle nicht auf, habe keinen Selbstausdruck.

Auch unsere Kultur/Erziehung prägt die Art unseres Selbstausdrucks. Ich möchte dieses an einem Beispiel verdeutlichen.

Wie verhält und bewegt sich eine mitteleuropäische Frau? Was ist ihre Einstellung zu sich selbst?

Stellen Sie sich eine Frau vor, die eine Straße mit Schaufenstern entlanggeht. Ihr Blick fällt in den Spiegel und ihr erster Gedanke ist nicht selten: „Oh, mein Bauch ist zu dick" (zieht den Bauch ein), „Oh, in dieser Hose habe ich aber dicke Beine …" Ich möchte behaupten, wenn wir uns als mitteleuropäische Frau im Spiegelbild betrachten, haben wir immer den Blick auf das, was nicht mit uns in Ordnung ist, was nicht dem Idealmaß entspricht. Und da lässt sich bei fast jeder Frau etwas finden unter ihrem eigenen kritischen Blick.

Ich saß mal in einem Gesprächskreis mit 15-jährigen schlanken, wunderschönen jungen Frauen zusammen, und es stellte sich heraus, dass die meisten von ihnen sich wegen ihrer Figur nicht mehr ins Schwimmbad trauten. Jede von ihnen wusste etwas an ihrer Figur auszusetzen, schämte sich dessen und mochte sich deshalb nicht im Schwimmbad zeigen. Wenn die eine erzählte, wofür sie sich schämte, so sagte die Nachbarin: „Also, das finde ich überhaupt nicht bei dir, aber bei mir …" Bis eine von ihnen erzählte, dass Claudia Schiffer sich wohl ihrer Füße schämte. „Was die?" Und dann fing es an zu klickern. Jede Frau kann irgendein Makel an sich finden.

Wie sieht es in anderen Kulturen aus? Wie ist deren Selbstbild und Selbstausdruck? Laufen die auch immer mit eingezogenem Bauch rum? (Tun wir natürlich nicht …)

Ich möchte es mit der afrikanischen, speziell südafrikanischen Kultur vergleichen.

Können Sie sich afrikanische, südafrikanische Frauen vorstellen? Diese Menschen mussten viel Leid erfahren und ertragen. Trotzdem marschierten sie nicht auf Demos, nein, sie tanzten. Ich habe noch diese tanzenden Frauen vor Augen. Afrikanische Frauen sind ja selten schlank, es sind eher gewichtige Frauen. Und diese Frauen tanzen. Alles an ihnen wabbelt und schwabbelt, schwingt in diesem Rhythmus. Und? Schämen die sich deswegen? Ist da irgendetwas nicht in Ordnung? – Überhaupt nicht. Sie strahlen und lachen, und es strahlt Lebensfreude aus ihnen. Und wie wirken diese Frauen? Auf mich wirken sie anziehend, attraktiv, mitreißend, in ihrer Lebenslust ansteckend. Lebenskraft spricht aus ihnen.

Wenn Sie mich dagegen fragen würden, welche Ausstrahlung fast magersüchtige Models auf Laufstegen mit ihren ernsten Mienen auf mich haben, würde ich sagen: leblos. Sie haben vielleicht auch noch etwas Strenges, Cooles, was fasziniert, aber mitreißende Lebensfreude finde ich da keine.

Voraussetzung für eine mitreißende, begeisternde, lebensbejahende, ja erotische Ausstrahlung ist nicht eine Topfigur, sondern wie sehr wir bereit sind, unser Innerstes zum Ausdruck zu bringen, uns zu zeigen.

Und nun fragen Sie mich: **Und was hat das alles mit Sexualität, mit der Körpersprache der Lust zu tun?**

Zuhören in der Körpersprache der Lust heißt: Wie kann ich das alles wahrnehmen, mich den Berührungen öffnen? Wie das, was ich sehe, fühle, schmecke, rieche in mich aufnehmen, in mir erleben? Wie bin ich ganz präsent in meinem Tun und verfange mich nicht in anderen Gedanken (an die Arbeit, an die Kinder, was ich danach noch erledigen will …). Wenn ich bemerke, dass ich gedanklich abdrifte, in meinen Gedanken gefangen bin und nichts mehr von dem da draußen mitbekomme, ist es hilfreich, mich zu fragen: Wie riecht ihre/seine Haut auf dem Bauch, riechen seine/ihre Oberschenkel anders? Wie schmeckt ihre/seine Haut am Hals? Salzig? Süß? Und am Rücken? Wie sehen seine/ihre Hände aus? … Wenn ich das sehe, rieche, schmecke, was macht das in mir, was spüre ich dabei in mir? Und wenn ich ihre/seine Hände auf meiner Haut spüre, was fühle ich dann? Welche Art der Berührungen mag ich? Lieber zarte, weiche oder feste, kraftvolle? Flächig oder punktuell? Schnelle oder langsame Bewegungen oder ruhende Berührung, gehalten sein? Berührungen können so vielfältig sein. Jeder/Jede hat andere Vorlieben. Fragen wir doch den Partner/die Partnerin, was ihm/ihr gefällt. Es gibt Zeiten, da kann ich schnelle Berührungen nicht ertragen, sie machen mich fahrig. Zu anderen Zeiten sagen mir langsame, flächige Berührungen nichts, sie haben keine Bedeutung für mich, lösen nichts in mir aus, „berühren nichts in mir“, finden keinen Widerhall in mir.

Sehr empfindlich sind Frauen auch an den Brustwarzen, aber diese Empfindlichkeit ändert sich auch mit dem Zyklus. Es gibt Zeiten, da sind Brustwarzen so empfindlich, dass sogar das Reiben eines T-Shirts daran als Schmerz empfunden wird. Zu anderen Zeiten sind sie so unempfindlich, dass frau meint, gar nichts dort zu spüren. Dies ist für den Partner sehr wichtig zu wissen. Wenn er seine Partnerin genau so berührt, wie vor zwei Tagen, schreit sie auf: „Fass mich nicht so an!“ Er fragt sich dann: „Was habe ich falsch gemacht?“, und ist vielleicht erst mal beleidigt.

Wichtig ist es für alle Beteiligten zu wissen, dass die Sensibilität der Brustwarzen von Tag zu Tag sehr stark schwanken kann. Es gilt, sich vorsichtig an diese empfindlichen Zonen heranzutasten. Hilfreich ist es, wenn der Partner fragt, was angenehm ist. Wichtig ist es, dass die Frau sich mitteilt. Ich kann weder von meinem Partner erwarten, dass er alles errät, noch funktioniert es, wenn ich meine, bei Schmerzen die Zähne zusammenbeißen zu müssen, statt meinem Partner etwas zu sagen, aus Angst ihn vor dem Kopf zu stoßen. Schmerzen und Lust funktionieren nicht zusammen. Schmerzen werfen mich aus der Lust (außer vielleicht in dem Moment der höchsten Lust, wo unsere Schmerzempfindlichkeit herabgesetzt sein kann). Der Körper merkt sich die Schmerzen. Er wird diese Situationen vermeiden und antwortet mit Lustlosigkeit.

Ich brauche mich aber nicht immer nur mit Worten mitzuteilen. Ich kann auch über meinen Körper und Laute zeigen, was mir gefällt und was nicht. Manchmal ist aber die Körpersprache nicht eindeutig oder wir sind noch zu wenig geschult, um sie richtig zu verstehen, und dann sind Worte eindeutiger und sehr hilfreich.

Uns mit Worten zu berühren, zu sagen, was uns am anderen gefällt, ist etwas sehr Schönes, Persönliches und Intimes.

Leider kommen wir aus einem kulturellen Erbe, das das, worin sich Lebenskraft und Lebensenergie verbergen, oder anders gesagt, was Lebenskraft und Lebensenergie im wahrsten Sinne des Wortes enthält, mit Scham und Schuld belegt. Auf diese Weise wird uns der Zugang erschwert.

Unsere Aufgabe ist es, eine neue Sprache dafür zu finden, die weder abwertend noch gefühllos noch schamhaft ist, sondern vielmehr unsere Wertschätzung, Schönheit und unsere tiefen Gefühle, die wir damit verbinden, zum Ausdruck bringt.

Manchmal wird in einer Beziehung bekannten Wörtern eine neue Bedeutung gegeben. Oft aber erfinden Paare neue Worte für die Teile ihres Körpers, mit denen sie ihr Zusammenkommen in der Lust feiern und erleben.

Schön wäre es, wenn wir auch öffentlich kreativ werden und neue Bilder und Worte finden, um unserer veränderten Einstellung zu der Körpersprache der Lust Ausdruck zu geben.

Sprechen in der Körpersprache der Lust heißt: Wie bringe ich mich zum Ausdruck. Mit welcher Haltung trete ich meinem Partner in der Körpersprache der Lust gegenüber? Und hier lohnt es sich, genau hinzuschauen. Drückt meine Haltung Neugier aus? Lust auf Entdeckung? Oder ist sie geprägt von Passivität, von der Erwartung, etwas Schönes erleben zu wollen, aber selbst zu müde und einfallslos zu sein, um es selbst zu gestalten?

Oder ist sie von Unsicherheit geprägt und Selbstzweifel: „In letzter Zeit habe ich so zugenommen, mein Partner findet mich bestimmt nicht attraktiv, und jetzt noch nach dem Abendessen mit dem dicken Bauch. Ich bin so was von unerotisch!"

Unerotisch ist dann nicht unser Körper, sondern unsere Ausstrahlung. Wir strahlen unsere Unzufriedenheit mit uns selbst aus und unsere Blicke sagen dann: „Bitte sag, dass du mich trotzdem liebst." Und wenn der Partner das versteht, nimmt er uns tröstend in die Arme und bestätigt uns seine Gefühle. Dies kann eine schöne Situation und Erfahrung sein, aber mit Erotik hat das erst mal nichts zu tun. Und erinnern wir uns an die südafrikanischen Frauen, Erotik hat nichts mit einer Topfigur zu tun, sondern mit unserer eigenen Einstellung zu uns selbst und der damit verbundenen Ausstrahlung.

Lieben wir uns selbst?

Können wir uns so annehmen, wie wir sind? Als Mann oder als Frau? Akzeptieren wir uns mit unseren Fähigkeiten und Grenzen, mit unseren kleinen und großen Makeln? Können wir über uns selbst lachen, mit uns selbst Spaß am Leben haben – und nicht alles so ernst nehmen?

Können wir auf der anderen Seite aber auch selbst unsere Grenzen schützen, sagen, was uns wichtig ist, weil wir es uns selbst wert sind?

Wissen wir tief in uns und mit Sicherheit, dass wir einmalig, einzigartig und wichtig sind? Können wir uns selbst wertschätzen, für das, was wir sind?

Erst wenn wir uns selbst wertschätzen, sind wir frei, den Blick von uns selbst wegzulenken und den anderen wahrzunehmen. Erst dann können wir uns dem anderen zuwenden, schauen, wer er ist und was zwischen uns entsteht.

Erst wenn ich mich selbst wertschätzen kann, habe ich einen sicheren Standpunkt und kann meine Aufmerksamkeit anderen Dingen, Menschen zuwenden.

Bin ich unsicher, suche ich nach meinem inneren Halt und meiner Balance, so kann ich andere nur in der Weise wahrnehmen, ob und wie sie mir Halt geben können. Und halte ich mich an ihnen fest, so ist mein Halt von ihrer Standfestigkeit abhängig. Fallen sie, fall auch ich. Wir kennen alle, glaube ich, solche Art der Beziehung.

Halt können wir nur finden, wenn wir uns selbst wertschätzen und lieben, wenn wir auf eigenen Füßen stehen und uns nicht abhängig machen von der Bestätigung, den Halt durch andere.

Sich selbst wertschätzen heißt nicht, sich überschätzen. Sich selbst wertschätzen beinhaltet auch, einen nüchternen Blick auf sich selbst zu haben, auch seine Schwächen zu kennen. Aber ich mache mich nicht wegen meiner Schwächen runter und ich spiele mich nicht wegen meiner Stärken auf. Ich kenne beides. Ich entschuldige nicht meine Schwächen, sondern ich arbeite an ihnen, so wie es mir gerade möglich ist, und ich setze meine Stärken ein.

Wenn ich mich selbst lieben und wertschätzen kann (und es wird immer auch Zeiten des Zweifelns geben), dann weiß ich, dass mein dicker Bauch nach dem Abendessen keine Bedeutung hat. Ich fühle mich wohl in meiner Haut und ich bin offen für meinen Partner und das, was zwischen uns entsteht.

Wo stehen wir gerade? Was wollen wir ausdrücken, einander mitteilen, uns geben? Suchen wir Nähe, Geborgenheit? Möchte der eine sich im Schoß des anderen einkuscheln? Sind wir neugierig aufeinander, zuppeln wir aneinander, wollen wir mit dem anderen toben oder spielen, ihn/sie aufs Bett werfen? Ist der andere in der gleichen Stimmung oder kann ich ihn mitreißen? Wenn der andere in einer anderen Stimmung ist, was steht dann an?

Das ist die Körpersprache der Lust! Wir teilen unsere Gefühle, Grundstimmungen und Emotionen dem anderen mit, wir teilen sie miteinander.

Es hat eine viel tiefere Bedeutung zu spüren, wie man/frau sich mit dem Kopf auf dem Bauch oder im Schoß des anderen geborgen fühlt, als man/frau es mit Worten sagen kann. Die Worte „Ich mag dich“ oder „Ich liebe dich“ sagen viel aus. Aber sich mit dem ganzen Körper geborgen, gehalten und eingebettet zu fühlen durch den Körper des anderen, geht viel tiefer. Wenn wir dann noch im Gespräch mit dem anderen verbunden sind und gleichzeitig körperlich, in der Körpersprache diese Verbundenheit spüren und ausdrücken, ist dies ein ganz tiefes Erlebnis.

Wir können mit Worten in Floskeln reden, wir können mit unserer Körpersprache Routinehaltungen einnehmen, Hand in Hand, routinemäßige Umarmungen, Arm in Arm. Die Bedeutung dieser Gesten ist dabei fast verloren gegangen.

Oder wir können unser Innerstes zum Ausdruck bringen, mit unseren eigenen Worten, in unserer eigenen Sprache und mit der eigenen Sprache unseres Körpers. Und wenn wir dabei echt, ehrlich und wahrhaftig sind in unserem Ausdruck, so hinterlässt dies einen tiefen Eindruck beim anderen und bildet eine starke Verbindung. Wir erfahren mit Worten und mit dem Körper, wir erfahren ganzheitlich den anderen. In dieser Weise Wohlgefühl, Wonne und Lust miteinander teilen! Sich räkeln, jauchzen, stöhnen, den anderen in seinem Tun bestärken: „Hm, tut das gut ...“, „Hm, bitte noch mehr“ ... Sich nicht zurückhalten, sondern sein Innerstes zeigen, offenbaren und mit einem anderen teilen. Welches Glücksgefühl, welche Wonne! Erzählen, was diese Berührungen, diese Glücksgefühle in einem bedeuten.

Und es kann passieren, dass dabei Tränen fließen, Tränen oder Lachen beim Orgasmus (davor oder auch danach), weil sich in einem etwas auftut, etwas beginnt zu fließen, etwas hinausgeht, was da lange eingeschlossen war.

Diese Glücksgefühle miteinander zu teilen, ist ein großes Geschenk.

Über die Verschiedenheit von Frau und Mann in der Körpersprache der Lust

Damit Mann und Frau sich noch besser verstehen lernen in der Körpersprache der Lust, möchte ich Ihnen noch einiges erzählen über die verschiedenen Reaktionsweisen von Mann und Frau in der Körpersprache der Lust.

Ich hatte Ihnen schon erzählt, dass Frauen Raumwesen sind und eher einen Bezug zum Raum haben, Männer sind Träger der Feuerstrahlenergie und haben eher zu dieser Art der Energiebewegung einen Bezug. Wiederum: Wir sind nicht darauf festgelegt und können auch die andere Energieart uns zu eigen machen, aber körperlich haben wir erst mal als Frauen Erfahrung damit, Raum zu sein: Wir haben die Fähigkeit, in uns einen Raum zu öffnen, diesen zur Verfügung zu stellen, uns durch das Kind in uns körperlich in unseren Formen völlig verändern zu lassen, später einen Raum zu halten für das Neugeborene, es körperlich zu stillen, ihm mit unserem Körper Geborgenheit, Nähe und Wärme zu schenken.

Als Mann haben wir die körperliche Erfahrung mit dieser weit schießenden Feuerstrahlenergie, die uns ins Unbekannte führt, uns eintauchen lässt in den Raum der Frau.

Oft wiederholt sich dies auf einer anderen Ebene, wenn wir einen unbekannten Raum betreten, zum Beispiel einen Gesprächskreis mit vielen unbekannten Menschen. Als Frau nehmen wir Kontakt mit dem Raum auf. Was herrscht hier für eine Atmosphäre, was ist erlaubt, was ist Tabu? Wie werde ich eins mit diesem Raum, mit dieser Atmosphäre, wie werde ich Teil dieser Gruppe, wie gliedere ich mich ein?

Männer erfahren diesen Raum eher über ihre männliche Feuerstrahlenergie. Sie verstehen den Raum erst über das Echo ihrer Feuerstrahlenergie.

Frauen versuchen eher, sich unscheinbar zu machen, Teil des Raumes zu sein.

Männer versuchen eher über eine Begrüßungsgeste oder Ähnliches, Aufmerksamkeit zu bekommen und herauszubekommen: „Wie reagieren die auf mich?" Nächster Schritt ist es für den Mann, eine Idee, Bemerkung oder Ähnliches in den Raum zu werfen, um über das Echo herauszubekommen: „Wo bin ich eigentlich, was sind das für Leute, welche Regeln gelten hier …?"

Frauen versuchen, dieses eher unauffällig zu erspüren, Männer eher dieses auszutesten, indem sie durch ihre Aktivitäten Reaktionen auslösen.

Jedes Geschlecht kann auch das andere Verhalten erlernen, aber das hier dargestellte liegt uns oft näher.

Natürlich kann es passieren, dass Männer durch ihr Austesten eher mal Regeln und Tabus verletzen. Für sie ist es ein Austesten und in Erfahrung bringen: „Ah, so läuft das hier, diese Regeln gelten hier, das ist hier nicht erwünscht. Alles klar, jetzt weiß ich es." Für Männer ist es meist völlig normal, mal Grenzen und Tabus zu überschreiten, um sie so kennen zu lernen.

Ein Tabu gebrochen zu haben, kommt für Frauen meist einem persönlichen Versagen gleich. Das hätte sie doch wissen und erspüren müssen! Wie konnte ihr das passieren! Das hätte nicht sein dürfen! Und sie würde am liebsten in Grund und Boden versinken.

Beide Energien braucht es. Es braucht die Achtsamkeit vor den Grenzen anderer, um diese nicht zu verletzen. Und es braucht das Öffnen und Sprengen von Grenzen, wo diese uns zum Beispiel in Form von Tabus einengen und begrenzen. Wo dienen Grenzen als Schutz? Wo engen sie ein? Wann ist welche Energie angesagt?

Dies lässt sich auch auf die Körpersprache der Lust übertragen. Auch da sind Frauen Raumwesen. Frauen gelangen in ihre Lust durch das, was sie spüren. Berührungen sind hier der Schlüssel. Eine „schöne" Atmosphäre kann dieses noch unterstützen. Männer gelangen eher durch das, was sie sehen in ihre Lust. Deswegen sprechen erotische Bilder auch mehr die Männerwelt als die Frauenwelt an. Aber auch der andere Zugangsweg kann gelernt werden, er ist nur oft nicht der Weg unserer ersten Wahl.

Dieser unterschiedliche Einstieg in die Lust kann in Beziehungen zu Problemen führen. Der Mann wünscht sich von seiner Frau zum Beispiel, dass sie erotische Kleidung trägt. Er mag sie darin betrachten. Sie fühlt sich darin alleingelassen, ohne Nähe, Kontakt, Berührung. Ihr Einstieg in die Lust ist Berührung, Verbundenheit. Sie wünscht sich Ganzkörpermassagen, Berührungen vom Scheitel bis zur Sohle. Sie saugt diese Berührungen auf, füllt jeden Flecken Haut, jedes Körperteil mit Wonnegefühl und Lust, und es kann lange dauern, bis sie sich satt und vollgetankt mit Lust fühlt.

Es gilt, diese unterschiedlichen Bedürfnisse und Zugangswege im Umgang miteinander zu berücksichtigen.

Für mich haben diese unterschiedlichen Zugangswege einen tieferen Sinn. Wenn ich als Frau jemanden in mein Inneres lassen möchte, muss ich vorher herausfinden und testen: Geht der andere auch achtsam mit mir um? Weiß er, was es zu beachten gilt? – Ich glaube, es ist für die meisten Männer schwer vorstellbar, was es heißt, jemand anderem Zugang zu seinem Innersten zu geben. Wenn ich mich als Frau richtig aufmache, gebe ich mich dadurch völlig preis. Ich bin extrem verletzbar, sowohl körperlich als auch seelisch. Ich nehme etwas Unbekanntes in mir auf, was mich und mein ganzes Leben völlig verändern kann: Das heißt, ich kann schwanger werden (kaum eine Verhütung ist 100%ig) – was mein Leben für mindestens die nächsten 20 Jahre verändern würde, es gibt viele ansteckende Krankheiten mit zum Teil weit reichenden Folgen. Jemand kann, so wie er mich berührt, mich missachten, verkennen, missbrauchen mit der Folge von tiefsten anhaltenden körperlichen und seelischen Schmerzen. Ich lasse mich aber darauf ein, in der Hoffnung erkannt, in meinem tiefsten Sein berührt und verstanden zu sein und ein unermessliches Glück zu teilen.

In der Phase des Verliebtseins sind nicht wenige Frauen so voller Hoffnung auf ein großes Glück, und der andere scheint in diesem Verliebtheitsrausch alle Ideale zu verkörpern, dass sie als Frauen den Sprung ins Unbekannte wagen, alle Ängste und Vorbehalte und Schutzgrenzen fallen lassen und den anderen zur tiefsten Begegnung in ihr Innerstes einladen. Nicht selten kommt im Nachhinein die Enttäuschung. Der andere ist ja gar nicht der „Idealmann", er hat Seiten an sich, die mich enttäuschen. Wen habe ich da eigentlich in mich hineingelassen? War das überhaupt gut so? Verletzt es mich, was er im Nachhinein über mich sagt?

Ich glaube, ohne den Rausch des Verliebtseins würde unsere Ängstlichkeit und Schutzbedürfnis überwiegen, und die innere Begegnung (sowohl körperlich, als auch mit unseren Gefühlen) würden wir nie zulassen.

Doch meines Erachtens haben wir Frauen nicht selten eine Entweder-oder-Haltung. Entweder ist „er" unser Traummann und wir sind bereit, uns ihm bedingungslos zu öffnen, oder wir sind enttäuscht und machen dicht, fühlen uns möglicherweise im Nachhinein verletzt. Hilfreich fände ich eine andere Haltung. Wenn unser Innerstes ein heiliger Raum ist, ein Tempel, dann sollten wir diesen Raum nicht schutz- und bedingungslos anderen zur Verfügung stellen und verletzt und gekränkt sein, wenn sie in diesem Raum sich unachtsam und wüst bewegen. Wichtig fände ich, die Türen zu bewachen, und denen, die eintreten wollen, mitzuteilen, was es in diesem Raum zu beachten gilt. Woher soll ein Fremder wissen, welches Verhalten angemessen ist? So wie in jedem Land an den Heiligtümern Fremden mitgeteilt wird, welches Verhalten erwünscht und unerwünscht ist, müssen auch wir Frauen uns in dieser Weise mitteilen. Dafür braucht es erst mal ein Bewusstsein davon, welches Verhalten wir uns wünschen, und oft ist es ja auch ein gemeinsames Entdecken. Erst in der Begegnung erfahre ich, was ich als angenehm und was als unangenehm und verletzend erlebe. Und so wie es in anderen Ländern in den Heiligtümern Ordnungshüter gibt, braucht es auch eine Stimme in mir, die sich für den

Schutz meiner inneren Räume einsetzt und die entsprechenden Wünsche und Bedürfnisse kommuniziert. Dann gibt es keine Entweder(du machst intuitiv alles richtig)-oder(ich mache zu)-Haltung, sondern ein achtsames gemeinsames Erkunden dieses Begegnungsraumes, wo beide erzählen können, wie es ihnen damit geht, welche Bedürfnisse daraus entstehen, was sie sich wünschen und wie sie Schutz brauchen vor Verletzungen.

In dieser Weise ist Zärtlichkeit, sind Berührungen für Frauen wichtig, als ein Erspüren, wie der andere mit mir umgeht. Mag ich so berührt werden, kann ich mich heute auf diese kräftigeren Berührungen einlassen, entspricht das meinen Bedürfnissen oder würde mich das verletzen? In der Art der Berührung liegt oft ein Geheimcode versteckt. Ist es der richtige Schlüssel zu meinem Innersten?

Können Sie als Mann verstehen, sich in die Rolle hineinversetzen, dass, wenn die Frau den ganzen Tag gefordert ist, indem sie da ist, zuhört, vermittelt, aufnimmt und sich abends entsprechend belastet fühlt, es schwer für sie ist, ihr Inneres zu öffnen und noch mehr in sich aufzunehmen?

Als Mann wiederum kann es schwer sein, wenn man den ganzen Tag viel gegeben hat, abends noch mehr an Aufmerksamkeit, Achtsamkeit und Zärtlichkeit geben zu müssen. Viel lieber möchte Mann aus seinem Zentrum heraus, den Ballast des Tages abwerfen und Eintauchen in Wonnegefühl und Lust.

Aus diesen unterschiedlichen Erlebniswelten heraus ist es nicht immer einfach, den Zugangsweg zueinander zu finden.

Wie erleben Männer das Hingezogenwerden zum anderen Körper, das Eintauchen in ein fremdes Wesen? Erst mal ist etwas jenseits ihres eigenen Raumes, das heißt, ihr eigenes Inneres ist nicht bedroht. Als Mann ist es möglich, ohne mein Inneres zu öffnen, Lust zu erleben. Ich kann mein Inneres, meine Gefühle und Gedanken zurückhalten, für mich behalten, mich verschließen und trotzdem Nähe und Lust und Anerkennung erfahren. Ich kann einen anderen Raum betreten und mein Innerstes für mich bewahren. Wichtig ist nur, gut dazustehen. Äußerlich ein toller Mann zu sein. Das kann in die Vorstellung münden, in der Körpersprache der Lust etwas „leisten" zu müssen, um anerkannt zu werden. Ist es das, worauf es in der Begegnung ankommt? Gut dastehen, was leisten zu müssen? Durch den anderen Lust in mir zu erleben? Oder geht es nicht darum, sich auf diese neuen Räume, dieses unbekannte Wesen einzulassen, mich einzubringen, aus meinem Innersten, mein Selbst einfließen zu lassen in diese Begegnung? Und dabei geht es nicht nur um Samen und Samenflüssigkeit aus meinem Körperzentrum, sondern um das Einfließen und Einbringen meines ganzen Seins (meiner Gedanken, meiner Gefühle, meiner Sehnsüchte ...). Nur das, was ich einbringe, kann sich berühren und im anderen erfahren. Bringe ich nur meinen Körper ein, ist es hauptsächlich eine körperliche Erfahrung. Bringe ich meine Gefühle zusätzlich ein, können Körper und Gefühle sich verbinden, und beides findet einen Widerhall im anderen. Je mehr ich bereit bin einzubringen, desto umfassender ist die Erlebnis- und Erfahrungsweise.

Letztendlich ist ein Charakteristikum des Höhepunktes, des Orgasmus, dass ich mich von einer Energie, einer Sehnsucht ziehen lasse, bis ich bereit bin, die Kontrolle und meine eigene Begrenztheit loszulassen, mich mittragen, davontragen zu lassen im Moment der höchsten Lust, und um etwas später wieder sanft in mir zu landen, meist satt, zufrieden und bereichert.

Zunächst scheint die körperliche Erfahrung von Männern und Frauen in der Körpersprache der Lust völlig verschieden zu sein. Für sie ist es etwas, wo sie sich selbst, ihren Körper, ihr Innerstes völlig zur Verfügung stellt, sich öffnet, einen Raum in sich für die Begegnung zur Verfügung stellt, sich in ihrer ganzen Verletzlichkeit zeigt. Für ihn scheint die Begegnung etwas jenseits seines Körpers zu sein, wo er nur wenig von sich und seinem Körper einbringen muss und gleichzeitig viel Lustgewinn für sich „rausholen" kann.

Was sie aber beide miteinander erleben und erfahren, hängt davon ab, wie weit beide sich auf diese Begegnung einlassen können, wie viel beide einbringen können. Das macht die Intensität der Begegnung aus.

Fühle ich mich als Frau eher unsicher, verletzbar, bedroht, sehne mich aber nach Begegnung, so werde ich möglicherweise nur einen schmalen Zugang und einen kleinen Raum in mir offenhalten können. Habe ich als Mann Angst vor Kontrollverlust, möchte ich meine Gefühle und Gedanken lieber für mich behalten, so werde ich nur wenig von mir zeigen und einbringen können in diese Begegnung.

Mit wachsendem Vertrauen und wachsender Erfahrung in dieser Art der Begegnung und auch mit der Sehnsucht, mehr erleben zu wollen, gewinnen wir möglicherweise an Mut, sind bereit zu größeren Sprüngen und sind so bereit, als

Frau große Räume der Begegnung in uns aufzumachen, uns ganz einzulassen und dabei aber auch Selbstverantwortung zu übernehmen für unseren eigenen Schutz und den anderen mit den Regeln dieser Räume vertraut zu machen, ihn zu führen, aber auch bei Nichtbeachtung der Regeln Grenzen zu setzen. Als Mann, auf den gleichen Hintergrund aufbauend, sind wir bereit und bringen den Mut auf, Sprünge zu wagen, mehr von uns einzubringen, uns mit unseren Gefühlen und Bedürfnissen zu zeigen, ehrlich und gleichzeitig achtsam in der Begegnung mit den Gefühlen der anderen, so dass diese nicht fordernd oder bedrohlich wirken, sondern als Herzenswünsche gehört werden können. Wünsche können, wenn sie nicht fordernd oder bedrohlich sind, einen Prozess in Gang setzen. Kann der andere diese Wünsche als Wünsche erkennen? Was lösen diese Wünsche in ihm/ihr aus? Welche Assoziationen und Gefühle sind damit verbunden? Nicht selten treten gleichzeitig widersprüchliche Gefühle in mir auf, zum Beispiel Angst und eine leichte Lust danach. Wovor habe ich konkret Angst? Angst vor Schmerz? Gibt es Wege, die wir uns zusammen überlegen, wie wir uns an das Neue herantasten können, so dass Schmerz vermieden wird? Wann ist der richtige Zeitpunkt, um dieses Neue auszuprobieren?

Es gab in meinem Medizinstudium mal die Prüfungsfrage nach den erogenen Zonen von Mann und Frau. Die richtige Antwort lautete:

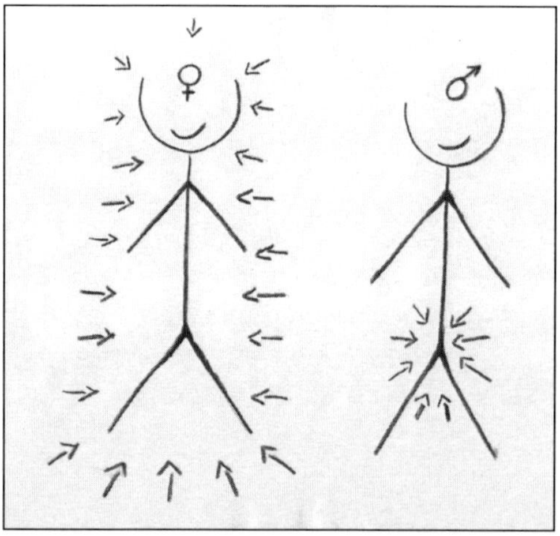

Abbildung: 11

Ich halte diese Antwort für etwas vereinfacht und schablonenhaft, aber sie enthält einen wahren Kern.

Männer konzentrieren sich im Auftanken ihrer sexuellen Energie, ihrer Erregung, auf ihr Körperzentrum.

Bei Frauen funktioniert das nicht. Als Raumwesen, füllen sie ihren ganzen Körper mit sexueller Energie in der Regel von außen nach innen. Werden sie zu früh in ihrem Zentrum berührt (oft schließt das die empfindlichen Brustwarzen mit ein), so fühlen sie sich in ihren Grenzen verletzt, und die Lust erstirbt in ihnen. Sie fühlen sich benutzt, verkannt.

Der Zugang zu ihrem Innersten, zu ihrem Zentrum der Lust öffnet sich erst durch einen Geheimcode. Diesen Geheimcode gilt es, für den Mann zu entdecken. Er ist bei jeder Frau anders und wechselt auch bei der gleichen Frau immer wieder mal. Bei der einen ist es, wie ich ihr die Füße massiere, bei der anderen, wie ich ihr den Nacken kraule, bei der nächsten, wie ich mich an ihren Armen entlang hochtaste, ihr den Rücken streichele … und es braucht Zeit, denn es gilt, große Räume mit Wohlgefühl und Lust zu füllen. Und erst dann, wenn sich Lust und Wohlgefühl ausgebreitet haben, wünscht und sehnt sich die Frau nach Berührungen an der Brust und den Brustwarzen/Brustknospen und nach Berührungen ihrer Lotusblüte, die dann bereit wird, sich zu öffnen. Je größer die Sehnsucht danach, desto mehr wächst die Lust. Es ist auch ein Spiel damit, die Sehnsucht anzufachen und die Erfüllung hinauszuzögern, um sich so die Spiralen der Lust hinaufzuschrauben.

Wir wissen es ja noch aus den Zeiten des Verliebtseins: Je mehr wir uns sehnen, desto größere Bedeutung hat jede Kleinigkeit, desto erregender ist jede kleinste Berührung. (Mit der Sehnsucht öffnen wir jede Pore unseres Körpers, unser Wesen fließt dem anderen entgegen, wir versuchen, ihn zu uns zu ziehen.)

Schnelle Lusterfüllung lässt diese Erregung ersterben. Es gilt, diesen Spannungsbogen der Sehnsucht aufzubauen und auszuhalten, um auf den höchsten Punkt der Sehnsucht diese zu erfüllen.

Besonders auch für den Mann ist es eine Herausforderung, den Spannungsbogen der sehnsüchtigen Lust zu halten, ohne sich zu früh zu ergießen. Der Mann mag gerne in seinem Zentrum berührt werden und schnell ist dieser Bereich mit Lust gefüllt, so dass die Lust überläuft und sich ergießt. Der Mann hatte seinen Orgasmus, während die Frau noch dabei ist, ihre Lust aufzubauen. Welche Enttäuschung!!! – Dies muss nicht zur Enttäuschung führen. Nur wenn der Mann sich danach zufrieden zur Seite dreht und die Frau mit ihrer angefachten Lust alleinlässt, ist wirklich ein Grund zur Enttäuschung da.

Aber es besteht durchaus die Möglichkeit, den Orgasmus des Mannes nur als Vorspiel zu sehen. Die erste Welle der Lust hat er erleben dürfen, jetzt kann er sich ganz der Partnerin zuwenden und mit Fingerspitzengefühl, Feingefühl, Phantasie, Geduld und viel Zeit ihr Wonnegefühl und Lust schenken. Nicht selten wächst auch damit erneut seine Lust, und nicht nur Frauen, wie Gerüchte erzählen, auch Männer sind zu mehreren Orgasmen nacheinander fähig.

Oft steht diesem Handeln unsere Vorstellung im Weg, dass es wichtig und richtig ist, dass beide gleichzeitig ihren Höhepunkt erleben sollten. Wenn also einer/eine von beiden diesen zu früh erreicht, ist alles verpatzt. Welch ein Stress!

Ja, es kann schön sein, diesen Moment gleichzeitig zu erleben. Aber es kann auch sehr schön sein, den Partner/die Partnerin auf seiner/ihrer Reise zu begleiten, ihr/ihm die volle Aufmerksamkeit zu schenken, sein/ihr Erleben zu teilen und danach auf der eigenen Reise begleitet zu werden. Den anderen mit voller Aufmerksamkeit miterleben zu dürfen, ihn zu unterstützen, ihm/ihr Wünsche zu erfüllen und sein/ihr Erleben aus der Verbundenheit zu teilen, ist ein großes Geschenk.

Aber es gibt auch Tricks, mit denen Frau und Mann spielen können, um den schnellen Lustaufbau des Mannes und den langsamen Lustaufbau der Frau auszugleichen. (Bitte machen Sie aber aus allen diesen Vorschlägen keine starre Regel.) Eine Möglichkeit ist es, dass zunächst einmal nur die Frau alle Zuwendung und Aufmerksamkeit bekommt. Anderen Lust zu bereiten, fällt uns leicht, wenn wir selbst Lust in uns spüren. Dies aus der Lustlosigkeit heraus zu tun, empfinden wir oft als mechanisch, erzwungen, befremdend. Was braucht es, damit wir dabei etwas Freude, Spaß, Lust und Verbundenheit mit dem anderen empfinden?

Wenn ich als Mann darin nur eine Aufgabe sehe, meine Frau zu streicheln, es eine Verpflichtung oder Absprache ist, die ich einzuhalten habe, so tue ich es lustlos und es wird meist nicht funktionieren. Ich habe keine Verbindung zu ihr, alles wirkt erzwungen und auch sie wird es nur schwerlich genießen können.

Um dem anderen/der anderen Freude bereiten zu können, muss ich es gerne tun, von Herzen und mit Verbundenheit.

Vielleicht ist es gut, als Frau die Lust des Mannes erst mal herauszukitzeln, bevor ich mich dann ganz dem Genuss seiner Zärtlichkeiten überlasse. Oder ein anderer Trick ist es, die Lust des Mannes immer wieder abzukühlen, um sie dann wieder anzufachen. Hilfreich sind dafür zum Beispiel kalte und heiße Waschlappen, die die Temperatur an zentralen Körperstellen des Mannes entsprechend regulieren. Damit lassen sich lustvolle Spiele gestalten. Wir wissen ja, es kommt darauf an, den Spannungsbogen der Lust auszudehnen. Weder aus der Lust zu fallen noch den Bogen zu schnell durch Erfüllung zu beenden, ist dabei die Kunst.

Ein anderer Trick ist es, die beim Mann im Zentrum gespeicherten Energien zu verteilen. Dies klingt unmöglich, aber probieren Sie es doch einfach einmal aus: Streichen Sie, wenn die Zentralregion des Mannes aufgeladen ist, mit den Händen von dort die Energien in Beine, Bauch, Arme. Machen Sie ausstreichende Bewegungen vom Zentrum des Körpers nach außen. Sie meinen, das kann nicht funktionieren? Probieren Sie es aus. Viele Männer spüren den dadurch verzögerten Orgasmus intensiver im ganzen Körper.

Das Erleben des Orgasmus

Kann man das Erleben eines Orgasmus wirklich beschreiben? Ist es nicht immer anders und sehr verschieden? Was passiert da in meinem Körper? Was erlebe ich auf der Gefühlsebene? Was passiert im Miteinander?

Auf einiges habe ich schon hingewiesen: die Sehnsucht, das Begehren, das Wonnegefühl, das Hochschrauben der Lust, der Moment, wo die Welle bricht, man einen unbekannten Raum betritt, sich selbst für einen Moment loslässt, von der Welle davongetragen wird und dann wieder landet, um eine besondere Erfahrung reicher. Erlebt man dies in dem Gefühl, mit dem anderen verbunden zu sein, so schafft dieses Erlebnis selbst noch mal zusätzlich eine tiefere Verbindung.

Frauen berichteten, dass nachdem sie erst nach vielen Ehejahren ihre eigene Lust entdeckt hatten (der Schlüssel aus der Lustlosigkeit und aus der Anorgasmie war, sich genügend Zeit als Frau zu nehmen, um durch Berührungen und Zärtlichkeiten Wohlgefühl und Lust im Körper zu wecken und voll zu entfalten) und seitdem sie dies zusammen mit ihrem Partner erleben, ihre Beziehung eine völlig andere Basis bekommen hat. Unstimmigkeiten und Auseinandersetzungen sind weit weniger schwerwiegend und bedrohlich, weil ein viel tieferes Band sie verbindet.

Aber wir wissen auch, dass wir nicht immer diese Verbundenheit beim Sex miteinander erleben.

Wir kennen es auch, dass wir angestaute Lust in uns spüren, die irgendwie raus muss. Oder was eher bei Männern auftritt: dass wir angestauten Frust und Ärger, zum Beispiel aus der Arbeit, über sexuelle Energie versuchen zu entladen, loszuwerden. Die sexuelle Energie hat hier eine reinigende Kraft. (Auch Frauen haben Ärger oder Frust, lassen den aber seltener über sexuelle Energie abfließen.) Mit diesem reinigenden Orgasmus fließen Ärger und Wut davon. Als Frau würde ich diese Energie nicht in meinem Körper aufnehmen wollen. Soll diese Energie doch in den freien Raum abfließen. Ich unterstütze meinen Partner gerne dabei, helfe ihm, sich zu reinigen.

Erst danach wird er meist in der Lage sein, zu sehen, wer ich bin, wie es mir geht, wo ich stehe. Erst danach kann er sich auf mich einlassen und wir können die Körpersprache der Lust in gegenseitiger Verbundenheit erleben.

Vorher, wenn ich ihm helfe, sich selbst zu reinigen, kann ich mit ihm verbunden sein, er aber wird nur mit sich selbst beschäftigt sein. Er kann mich nicht als selbstständiges Wesen sehen, sondern nur meine Unterstützung annehmen.

(Es ist genauso geschlechtlich umgekehrt vorstellbar, dass der Mann der Frau hilft, sich zu reinigen, und seine Zärtlichkeiten und Berührungen dafür zur Verfügung stellt. Dies erfordert vom Mann größte Zurückhaltung und Einfühlsamkeit. Er stellt sich als Raum zur Verfügung, um nur sie in ihrem Prozess zu unterstützen. Damit lebt der Mann in einer außerordentlichen Weise weibliche Energie. Dies zu tun als Mann, der sonst auch seine männliche Seite lebt, kann eine enorme Bereicherung sein, sowohl für die Frau als auch für den Mann. Der Mann erfährt dadurch, welche Macht und Kraft er hat, anderen ein solches Geschenk zu bereiten.)

Auf Dauer aber nur dem anderen zu Diensten zu sein und unsere eigene Lust zurückzustellen, lässt uns leer und unbefriedigt zurück.

Diese Art sexuelle Energie zu leben, kann man mit der Formel umschreiben: 1 + 1 = 0. In ihr liegt die Möglichkeit einer reinigenden Kraft, wie oben beschrieben. Ein Energiegewinn oder gegenseitige Verbundenheit in der sexuellen Energie erfahren wir nicht.

Uns kann dies auch passieren, wenn wir gerne mit unserem Partner zusammen sein wollen. Jeder ist aber so mit sich selbst beschäftigt oder mit den Gedanken woanders, dass zwar körperlich für jeden ein Orgasmus erfahrbar ist, jeder aber diesen als Einzelerlebnis erfährt und ohne Energiegewinn daraus hervorgeht.

Gerade Frauen haben nach solch einem Erlebnis das Gefühl, nicht gesehen, nicht erkannt und nur benutzt worden zu sein.

Auch in der Liebe mit uns selbst kann uns diese Art der sexuellen Energie begegnen. Immer dann, wenn wir uns selbst dabei nicht wertschätzen und wenn wir versuchen, den Orgasmus dabei zu erzwingen: „Orgasmus, du musst jetzt kommen!" In der Regel liegt dann in dem ersehnten, erzwungenen Orgasmus nicht der gewünschte Energiegewinn, sondern alles hat einen schalen Geschmack und hinterlässt in uns ein Gefühl der Leere und Unzufriedenheit.

Aber wir wissen, es gibt mehr zu erfahren und zu erleben, sowohl in der Körpersprache der Lust mit uns selbst wie auch mit einem Partner.

Wenn wir uns selbst lieben und uns dabei wertschätzen, so brauchen wir den Orgasmus nicht erzwingen, sondern wir nehmen uns Zeit für uns selbst und geben uns den schönen Gefühlen einfach hin. Wir gestalten uns selbst eine angenehme Atmosphäre, in der wir uns wohl fühlen. Wir sind uns das wert. Und wir entwickeln schöne Phantasien, die uns verführen und begeistern. Wir lassen uns Geschichten einfallen und tun uns selbst Gutes dabei. Wir sind verbunden mit unseren Wünschen und Bedürfnissen, hören uns selbst zu und verwöhnen uns selbst als gute/-r Liebhaber/-in. Dabei kann ich auf Entdeckungsreise gehen nach neuen Wünschen und Phantasien. Vielleicht stellt sich nicht immer ein „Höhepunkt" ein, den ich als Orgasmus erfahre, aber ich habe Wohlgefühl mit mir getankt, es mir gut gehen lassen und war sehr mit mir verbunden.

Wenn ich mir nicht selbst einrede, dass ohne Orgasmus alles nichts wert war, kann ich sehen, was ich mir Gutes getan habe. Vielleicht aber vibriert weiterhin die Lust in mir und zu einem späteren Zeitpunkt sucht sie sich ihre Erfüllung, ob im Traum, im Spiel mit mir selbst oder mit meinem Partner. Es gibt kein festes Muster, wie die sexuelle Energie sich „richtig“ ihren Weg sucht. Erlebe ich sie aber in Verbundenheit mit mir selbst oder einem Partner, so liegen in der Regel fast immer eine Bereicherung und eine Erweiterung darin.

Was ich beobachten konnte, ist, dass, wenn die sexuelle Energie, das Wohlgefühl im Körper nur langsam, aber über lange Zeit stetig wächst und dann im Höhepunkt nur zart überkippt, es unendlich lange ausläuft. – Ein schnelles hohes Anfluten kann dagegen oft einen schnellen und auch gefühlsmäßig „starken“ Höhepunkt erzeugen, der aber auch schnell, ohne großen Nachklang wieder verschwunden sein kann.

Lust in Verbundenheit können wir nicht nur mit uns selbst, sondern auch mit unserem Partner/unserer Partnerin erleben. Das heißt, ich bin im Liebesspiel nicht nur mit mir selbst beschäftigt, sondern fühle mit dem anderen. Ich spüre, wie meine Berührungen dem anderen guttun oder wie sie an anderen Stellen ihn gleichgültig lassen. Um diese Verbundenheit zu erleben, ist es hilfreich, wenn beide sich zum Ausdruck bringen, durch Räkeln und Stöhnen, durch Jauchzen und Brummen. „Hm, das tut gut.“ – „Na, ich merk, wie dir das gefällt.“ Schön ist es, miteinander zu schwingen, abwechseln zu genießen.

Wenn einer von beiden nur wenig Lust spürt und der andere sehr viel, fällt es schwer mitzugehen. So ist es wichtig, darauf zu achten, dass im Level (Maß) der Lust der eine sich nicht zu weit vom anderen entfernt, so dass die Verbundenheit bleibt. Es kann aber auch sein, dass es für den Mann nicht langweilig, sondern höchst erregend ist zu sehen, wie die Partnerin unter seinen Berührungen sich lustvoll räkelt und stöhnt. So mit dem anderen mitzugehen, sich an seiner/ihrer Lust mit zu erfreuen, schafft eine tiefe Verbundenheit.

Die Energieformel hierfür lautet 1 + 1 = 2.

Und auch wenn beide ihren Orgasmus zeitlich versetzt erleben, so erleben sie ihn nicht allein, sondern jeder erfreut sich auch am Orgasmus des anderen.

Diese Verbundenheit kann auch gelebt werden, wenn nur einer von beiden das Bedürfnis nach Berührung und körperlicher Lust hat. Wenn der- oder diejenige zwar selbst keine Lust auf sexuelle Berührungen hat, sie aber gerne dem anderen schenken mag, so kann dies auch in Verbundenheit getan werden. Vielleicht wird der andere durch die entstehende Lust doch mitgerissen und ändert seine Meinung und wünscht nun auch berührt und gestreichelt zu werden. Alles ist möglich.

Wichtig ist nur, dass der Schenkende ehrlich zu sich selbst und seinem Partner ist. Wenn ich selbst zurzeit nicht berührt werden mag, so ist das mein ehrliches Empfinden, was ich achten muss. Es gibt diese Phasen und sie haben einen tieferen Grund, den ich nicht immer verstehe, aber den ich respektieren muss. Nicht berührt werden wollen bedeutet nicht, meinen Partner/-in nicht mehr zu mögen. Es kann ein Ausdruck von Überlastung und Müdigkeit sein, oder ich bin mit mir selbst beschäftigt oder momentan nicht offen für diese Energie. Ich habe ja auch nicht zu jederzeit Lust, Schach zu spielen. Lasse ich aber Berührungen zu, obwohl ich mich nicht wohl damit fühle, nicht berührt werden mag, zerstöre ich dadurch etwas in mir. Die Folgen können sein: Lustlosigkeit, kein Spüren, kein Empfinden mehr, innerliches Verschlossensein, depressive Verstimmungen, Schmerzen und anderes mehr.

Es gibt aber die Möglichkeit, dass ich zwar selbst nicht berührt werden mag, aber gerne dem anderen mit meinen Händen Berührungen schenke und dies gerne und mit Leichtigkeit tue. Nur den anderen an mich heranlassen, mag ich nicht.

Es gibt aber auch Phasen, wo ich Abstand brauche, mir alles zu viel ist und ich auch nichts zu verschenken habe.

Achten Sie ihre Gefühle und Bedürfnisse und die des anderen. Sie dürfen verführen, aber nicht erzwingen. Weder den anderen zwingen noch sich selbst. Nur in der Ehrlichkeit der Gefühle liegt ihre wahre Kraft und Schönheit.

Und dann gibt es eine **Art der Begegnung, wo die sexuellen Energien mit uns tanzen.** Dieses können wir sowohl in der Liebe mit uns selbst als auch zusammen mit einem Partner erleben. Wir schätzen und lieben uns selbst, wie wir sind, wir schätzen und lieben den anderen, so wie er/sie ist. Wir sind in der körperlichen Liebe tief mit uns selbst verbunden, in der Liebe mit einem Partner/-in sind wir mit diesem verbunden. Und wir sind ganz dem Moment hingegeben. Wir sind wach und präsent in diesem Augenblick. Nur was jetzt passiert, hat Bedeutung, wir sehen, spüren, schmecken alles, sind ganz gewahr.

Was uns in diesem Moment zu tun einfällt, wird getan, was in diesem Moment als Lust auftaucht, wird gelebt. Es gibt keine Zukunft, keine Vergangenheit, es gibt nur das Jetzt. All unsere Gedanken sind nur auf diesen Moment ausgerichtet. Es gibt kein Reflektieren, kein Vergleichen. Das Einzige, was unsere Aufmerksamkeit hat, ist das, was jetzt passiert. Wenn ich in diesem Moment spüre, dass ich etwas nicht mag, dann ändere ich es in diesem Moment und tue das, was ich mag. Ich weiß nicht, wohin ich will. Ich kenne nur das Jetzt und bin dem Moment und der Lust hingegeben. In dieser Weise tanzt die sexuelle Energie mit uns. Wir kennen nicht die nächste Bewegung, wir wissen sie erst, wenn sie da ist.

Es ist ein Wellenreiten mit der Lust, sie kann auf- und abschwellen, uns hier oder dorthin bewegen. Es gibt kein festes Muster, keine Erwartung, die uns an der Leine führt. Es gibt nur die Freiheit des Augenblicks und das Unbekannte, in das die Lust uns führt. Die Energieformel hierfür lautet: 1 + 1 = 3. Wir merken, hier ist mehr im Spiel als nur wir zwei, hier passiert etwas mit uns, und wir lassen uns auf dieses Abenteuer ein.

Um uns auf so ein Abenteuer einzulassen, brauchen wir ein paar Sachen im Gepäck:

- Wir brauchen Verantwortungsgefühl für uns selbst und die Verantwortung dafür, uns entsprechend mitzuteilen. (Der andere kann meist unsere Wünsche und Bedürfnisse nicht riechen, wir müssen sie aussprechen!)
- Gegenseitige Wertschätzung
- Ein aufmerksames Auge für mein eigenes Wohlergehen und das des Partners
- Ich muss auf Veränderungen der Energien achten, um darauf reagieren zu können.
- Wenn ich merke, dass etwas Bedrohliches auftaucht, muss ich jederzeit bereit sein, es zu stoppen.
  Bei Rollenspielen kann dafür ein abgesprochenes Codewort wichtig sein, damit ein „Nein“ oder „Stopp“ im Spiel nicht als Teil des Spieles missverstanden wird. So kann es passieren, dass aus der Lust und der Hingabe an den Moment ein Partner plötzlich Lust auf Analverkehr bekommt, für den anderen damit aber Angst vor Schmerzen verbunden ist. In diesem Moment muss ich dem anderen sagen: „Nein, das

nicht“, und dann setzen wir unser Spiel mit der Lust auf andere Weise fort. Später kann ich dann mit meinem Partner/-in darüber reden, wovor ich Angst habe. Ich kann mir anschauen, ob diese Angst begründet ist, ob hinter der Angst vielleicht auch Neugier steckt, mich doch mal an so etwas heranzutasten. Wenn ich mich an so etwas heranwage, dann nur, indem ich jederzeit mit meinem Partner bereit bin, bei auftretenden Schmerzen sofort abzubrechen. Oder ich stelle im Nachgespräch fest, dass das einfach nicht mein Ding ist, und fertig.

So ausgerüstet bin ich bereit, mich auf jedes Abenteuer einzulassen, weil ich weiß, dass ich mit allen auch unvorhergesehenen Situationen umgehen kann.

Dabei ist alles erlaubt, was beiden gefällt und keinem Dritten Schaden zufügt. Alles ist erlaubt, was mir, dem anderen und der Welt als Energiegewinn dient.

Wenn ich in dieser Hingabe an den Moment, beim Tanz mit der sexuellen Energie, mal stolpere und aus der Erregung oder Lust hinausfalle, den anderen verliere, so macht das nichts. Stolperer („Fehler“) darf es geben, dann kommt es nur darauf an, den Faden zur Lust und zum anderen schnell wiederzufinden und den Tanz fortzusetzen.

Wichtig ist es, im Spiel mit der Lust seinen Fokus auf das zu setzen, was funktioniert, und sich nicht durch das Ablenken zu lassen, was nicht funktioniert.

Und dann gibt es Berichte, dass es möglich ist, in der sexuellen Verbundenheit mit jemand anderem die Energien noch höher schwingen zu lassen, so dass Momente der Ekstase eintreten, Momente, wo man sich selbst völlig verliert, eins ist mit allem, wo nur noch Licht ist.

Aber auf welche Art und Weise wir auch immer die Körpersprache der Lust erleben, wichtig ist es, keine Messlatte anzulegen. Es ist so, wie es ist. Alles hat seine Bedeutung, in allem liegt eine Erweiterung oder zumindest das Potenzial, mich dadurch zu erweitern, zu wachsen.

Alles ist gut, was uns Reinigung, Wohlgefühl, Verbundenheit mit uns selbst und anderen erfahren lässt, was unsere Verbundenheit stärkt und uns gestärkt und genährt mit Wohl- und Wonnegefühl aus diesem Erleben hervorgehen lässt.

Erwartungen und Vergleiche sind das, was uns hindert, wirklich die Möglichkeiten dieses Momentes zu erfahren und auszukosten. Stecken wir in Erwartungen und Vergleichen fest, so sind wir mehr mit unseren Gedanken beschäftigt, als dass wir in der Lage sind, mit der gegebenen Situation umzugehen.

Was passiert eigentlich körperlich beim Orgasmus? Welche Unterschiede gibt es da bei Mann und Frau? Gibt es individuelle Unterschiede?

In der Schulmedizin teilt man den Orgasmus in vier Phasen auf, wobei sich die Schulmedizin in der Darstellung der Phasen auf die körperlichen Veränderungen beschränkt.

Die erste Phase ist die Erregungsphase oder das so genannte Vorspiel.

Es ist die Zeit, wo die Lust in uns zu wachsen beginnt. Frisch verliebt finden wir uns schnell in dieser Phase wieder. Aus der Routine des Alltags heraus und in Stresszeiten ist der Weg dorthin schwieriger zu finden. Männer finden den Weg dorthin eher über visuelle Reize. Ihr Hauptweg ist das Sehen: der Anblick einer schönen Frau auf der Straße, die halb nackten Schultern einer Frau, die lässig auf einer Bank im Park die Sonne genießt … – mittlerweile ist aber unsere Gesellschaft überflutet, von Bildern halb nackter Frauen (und Männern) auf jeder Reklamewand und Zeitschrift, so dass die ständig angeregte Lust mehr Frust als Erfüllung bedeutet. Auch die vielen bauchnabelfrei gekleideten Frauen im alltäglichen Leben, obenrum tief ausgeschnitten, verheißen mehr, als sie erfüllen. Ein ständiges Spiel mit der Lust mit meist frustranem Ausgang. Was für ein Spiel treiben wir da in unserer Gesellschaft eigentlich? Was tun wir uns damit an?

Männer können aber auch auf andere Weise in ihre Erregung einsteigen. Über Körpergerüche und Düfte, über einen Körper, der sich an den ihren schmiegt, sich zeigt, sich verschenkt, über Berührungen, über erotische

Phantasien in Büchern, über verführerische Worte, von der Geliebten ins Ohr geflüstert …

Für Frauen ist der Hauptzugangsweg die Berührung. Klar kann auch die knackige Verlängerung des Rückens eines Mannes für eine Frau im Anblick sehr verführerisch und erregend sein oder die erotischen Phantasien in einem Buch. Doch ich möchte behaupten, der Hauptzugangsweg ist die Berührung, das zarte Spiel mit den Sinnen der Haut. Um sich als Frau hinzugeben und zu verschenken, um sich zu öffnen, braucht es Wohlgefühl und Geborgenheit, geborgenes Gehaltensein, Vertrauen. Körperlich kann ich dieses erfahren über achtsame, einfühlsame, lustvolle Berührungen. Wenn ich mich als Frau so sicher, geachtet, verstanden fühle, ist dies die Grundlage, um meine Sehnsucht nach mehr Lust zulassen zu können, den Zugang zu dieser oft vor mir selbst verborgenen sehnsüchtigen Lust zu öffnen. Manchmal braucht es dafür auch in mir einen aktiven Schritt. Wenn dann dieser Zugang zu meiner sehnsüchtigen Lust offen ist (und vieles kann diesen versperren, wie Ängste, schlechte Erfahrungen etc.), bin ich bereit, meinen intimen Bereich, mein Zentrum zu öffnen, das Fremde, den anderen Menschen, das mir so fremde andere Geschlecht, ganz nah an mich heran-, ja sogar in mein Innerstes hineinzunehmen. Dafür braucht es Vertrauen. Dafür braucht es die körperliche Erfahrung und das Wissen, dass der andere achtsam, einfühlsam und wertschätzend mit mir umgeht, mich nicht verletzt. Dass er in der Lage ist, mich zu verstehen, mich in diesem lustvollen Körpergespräch in meinem Innersten zu berühren, mein Wesen zu berühren und mich zu erkennen. (Der alte Ausdruck in der Bibel für „Geschlechtsverkehr" ist: „Und er erkannte sie".)

Es gibt aber auch immer Phasen, wo unsere innere sehnsüchtige Lust eine Eigendynamik entfaltet, nicht mehr bereit ist, sich weiter einsperren zu lassen. Sie möchte raus, sie möchte gelebt werden. In solchen Phasen sind wir als Männer und Frauen bereit, all unsere Ängste und Vorsichtsmaßnahmen über Bord zu werfen und uns halb blind auf das nächstbeste menschliche Wesen einzulassen, in der Hoffnung, dort unsere Sehnsucht gestillt zu bekommen. Solange wir den anderen durch die rosarote Brille sehen und wir alle Hoffnungen auf ihn projizieren, funktioniert das. Wenn aber die rosarote Brille einen Sprung bekommt, müssen wir erkennen, dass der andere nicht die Verkörperung all unserer Hoffnungen ist. Wir müssen erkennen, dass die reale Person anders ist, Ecken und Kanten hat, dass wir uns einer Illusion hingegeben haben, und wir sind enttäuscht. Durch Rummäkeln am anderen versuchen wir ihn/sie zu korrigieren, damit er/sie wieder unserem Traumbild, unserer Hoffnung entspricht. Das funktioniert aber in der Regel nicht und das gegenseitige Rummäkeln führt zum Streit. Wir fühlen uns missverstanden und getrennt. Dabei war es doch mal so schön zusammen gewesen, als wir noch verliebt waren. Wir versuchen wieder, körperliche Nähe miteinander zu teilen, aber es ist nicht das, was es war. Klar erleben wir körperlich einen Orgasmus dabei, aber die Verbundenheit fehlt, die Höhenflüge, das ganzheitliche Sichnahesein, die Berührung der Seele.

Für uns Frauen sehe ich die Gefahr darin, dass wir im Verliebtsein, in der sehnsüchtigen Lust bereit sind, alle Vorsichtsmaßnahmen loszulassen und uns bedingungslos zu verschenken, hinzugeben. Später sind wir enttäuscht vom anderen, fühlen uns missverstanden, mauern unser Innerstes ein. Nie wieder soll uns jemand so nahe kommen! Beim nächsten Verliebtsein wiederholt sich das Ganze. Irgendwann aber bleiben die inneren Mauern bestehen. Wir lassen uns nicht mehr berühren, aus Angst vor dem Schmerz der Enttäuschung.

Ich halte es für wichtig, dass wir Frauen lernen, nicht zwischen den beiden Extremen zu pendeln: bedingungslose, blinde Hingabe auf der einen Seite, völliges Einmauern unseres Innersten, unserer Seele auf der anderen Seite. Im zweiten Fall können wir uns auch auf körperliche Liebe und Lust einlassen, aber wir lassen dabei den anderen nie ganz ran an uns. Unser Innerstes, unsere Seele halten wir versteckt, verborgen.

Meines Erachtens ist es wichtig, dass wir Frauen lernen, achtsame, geschützte Hingabe zu leben, wie ich es schon auf Seite 97 beschrieben habe.

Wir können auf diese Weise einen anderen Menschen einführen und ihn informieren, was es im Umgang mit unserem Innersten, unserer Seele zu beachten gibt. Dafür müssen wir aber selbst in diesen Räumen gewandelt sein und uns bewusst sein, was uns in diesen Räumen wichtig ist, was wir uns dort wünschen. Meist sind wir uns unserer Erwartungen nicht bewusst, erwarten aber vom anderen, dass er unbewusst alles richtig machen soll! – Verletzungen oder falsches Verhalten in diesem Raum können wir zum Anlass nehmen, uns selbst bewusst zu werden, was unsere Wünsche und wichtige Verhaltensweisen in diesem Raum sind, und uns darüber dann mit unserem Gegenüber auszutauschen. Und auch der andere kann dies zum Anlass nehmen, um für sich festzustellen, was ihm wichtig ist, um sich gesehen und verstanden und angenommen zu fühlen, um sich als Mann gesehen und angenommen zu fühlen. Was braucht es, damit auch sein Seelenraum offen und zugänglich ist und beide Seelen sich im Liebesakt berühren? Was sind seine Sehnsüchte und Herzenswünsche?

Es gibt noch einen weiteren Zugangsweg in die Lust: Indem ich, weil ich um meinen Seelenwunsch nach Lust weiß, weil ich weiß, dass ich mich in meinem Innersten nach Wohlgefühl und geteilter Lust sehne, eine Haltung der Reife (nicht der Naivität) annehme, lasse ich diesen sehnsüchtigen Wunsch zu geeigneter Zeit zu, stelle mich aktiv in ihn hinein und zeige mich dadurch lustvoll und verführerisch. In diesem Moment nehme ich einfach an, dass ich eine verführerische Frau bin (woran ich sonst oft zweifele), und zeige mich entsprechend, räkele mich entsprechend auf dem Sofa, gehe mit Hüftschwung die Treppe hinauf, lehne mich in entsprechender Haltung an die Wand. Wir haben ein intuitives Wissen darüber, wie wir mit unserem Körper dies zeigen und aussprechen können. Wir sehen es an den pubertierenden jungen Mädchen, die in diesem Alter aus ihrer Unschuld heraus dieses Körperwissen einsetzen, um ihre Wirkung auf die Jungs auszuprobieren.

Nur dieses intuitive Wissen kann verbaut sein durch Ängste und Konzepte („So was tut frau doch nicht“). Wenn ich es tue aus meiner Aufrichtigkeit heraus, Lust leben zu wollen mit diesen bestimmten Menschen, bereit bin, mich einzulassen, den anderen dabei anzuerkennen und in seinem Wesen wertzuschätzen, so ist es eine Einladung an den anderen, die der andere annehmen kann oder auch nicht. Ich zeige dabei offen meine Bereitschaft, stehe aber so gefestigt in mir, dass ich auch mit einer Absage umgehen kann, ohne es als Affront gegen mich zu werten. Ich bin offen, zeige meine Bereitschaft, mich auf das Unbekannte einzulassen, welche sowohl das Ja als auch das Nein und die vielen Wege des Möglichen beinhaltet.

Wie Sie sehen, ist diese in der Schulmedizin genannte „Erregungsphase“ sehr vielschichtig. Es gibt dabei Unterschiede zwischen Männern und Frauen, die es zu beachten gibt. Und es kommt nicht nur darauf an, was wir tun, sondern noch viel mehr, **wie** wir es tun.

Schulmedizinisch wird die zweite Phase der zunehmenden Lust und Erregung so beschrieben, dass Blut in die Schwellkörper gepumpt wird. Bei der Frau füllen sich die Blutgefäße unter den Scham-/Lustlippen. Diese erheben sich und öffnen sich, Drüsen im Scheideneingangsbereich geben Flüssigkeit und Duftstoffe ab und machen den Scheideneingangsbereich feucht und gleitfähig. Dieser weitet sich mit zunehmender Lust. Die Klitoris schwillt auf und erhebt ihr Köpfchen. Es können dabei allgemeine oder fleckenförmige Hautrötungen (der so genannte „flush") auftreten.

Beim Mann kommt es durch die Blutfülle in den Schwellkörpern zur Erektion, zur Versteifung des Gliedes.

Allgemein steigt die Muskelanspannung, Atmung und Herzschlag gehen schneller.

In der dritten Phase, der Orgasmusphase, kommt es bei zunehmender Erregung und durch Stimulierung der besonders sensiblen Zonen wie Klitoris, G-Punkt, Eichel und Penisschaft zum Orgasmus. Es kommt dabei zum rhythmischen Zusammenziehen der Beckenbodenmuskulatur. Auch andere Muskelgruppen können daran beteiligt sein.

Bei der Frau zieht sich auch die Gebärmutter, die hauptsächlich aus Muskulatur besteht, zusammen. Es kann bei einigen Frauen auch zu einer starken Sekretion aus den Paraurethraldrüsen (weiblicher Erguss) kommen.

Beim Mann zieht sich die Muskulatur im Nebenhoden, Samenleiter, Bläschendrüse und Prostata zusammen. Auf diese Weise wird die Samenflüssigkeit aus den Nebenhoden angesogen und durch die Samenleiter in die Harnröhre gepresst und durch das rhythmische Zusammenziehen der Beckenbodenmuskulatur hinausgestoßen.

In der vierten Phase, der Auflösungsphase, klingen diese Reaktionen ab. Mal geschieht dies langsamer, mal schneller. In einer Phase der erhöhten Erregung ist es für einige Menschen möglich, noch weitere Orgasmen zu erleben, weitere Wellen zu reiten. Bei anderen Menschen tritt nach dem Orgasmus erst mal eine Pause ein, bevor ihr Körper wieder bereit ist, sich erneut der Erregung und eventuell weiteren Orgasmen zu öffnen.

Dies ist die schulmedizinische Beschreibung der körperlichen Vorgänge beim Orgasmus. Die Auslösung des Orgasmus wird hier rein als körperliche Stimulierung gesehen. Wir wissen alle aus eigener Erfahrung, dass dies keine ausreichende Erklärung ist. Auch ohne körperliche Berührung können wir Orgasmen erleben, zum Beispiel in unseren Träumen. Ich glaube, dass es nur wenige Menschen gibt, die das nicht kennen.

Andere Kulturen kennen noch ganz andere Zugangswege zum Orgasmus, so zum Beispiel über Ganzkörpermassagen, bei denen die besonders empfindlichen Bereiche nicht berührt werden, oder über Atemtechniken.

Die Vielfalt des orgastischen Erlebens lässt sich nicht in dieses vereinfachte Schema pressen.

Beim Orgasmus kann es sein, dass wir die seltsamsten Töne produzieren, dass wir schreien oder krächzen oder auch völlig tonlos sind und die Energie nicht mit dem Ton hinausgeht, sondern tonlos in uns zurückschwappt. Es kann sein, dass mit dem Orgasmus sich eine Flut von Gefühlen Bahn bricht und wir – für uns selbst unerklärbar – am Weinen oder am Lachen sind. Es kann sein, dass Nachbeben unseren Körper erzittern lassen. Es kann sein, dass wir nach dem Orgasmus klitschnass sind oder völlig heiß und trocken. All das kann sein. Für einige Menschen ist es wichtig, danach noch lange die Nähe des Partners zu spüren. Andere können gleich danach aufspringen und was anderes tun. Dies ist völlig unabhängig vom Geschlecht.

Andere Kulturen beschreiben auch nicht nur eine Art des Orgasmus beim Mann, sondern unterscheiden vier verschiedene:

- der Orgasmus, der einhergeht mit einer Versteifung des Gliedes (Erektion) und einer Entladung von Samenflüssigkeit (Ejakulation)
  (der uns bekannte klassische Orgasmus)

- der Orgasmus, wo es zu keiner oder nur zu einer kurzen, geringen Versteifung kommt, aber zu einer Entladung der Samenflüssigkeit
  (keine Erektion, aber Ejakulation)

- der Orgasmus, wo es zu einer Versteifung des Gliedes kommt, aber zu keiner Entladung der Samenflüssigkeit nach außen, die Samenflüssigkeit wird in der Regel nach innen entladen
(keine Ejakulation, aber Erektion)

- der Orgasmus, der intensiv empfunden wird, aber ohne Versteifung des Gliedes und ohne Entladung der Samenflüssigkeit nach außen stattfindet
(keine Erektion, keine Ejakulation)

Bei uns gilt nur der erste Orgasmus als richtiger Orgasmus, alles andere wird als Störung verstanden. Welch eingeschränkte Sichtweise! – Jede Art dieser Orgasmen hat seine eigene Erlebnisart und seine eigene Ausdrucksweise. Um dies wirklich verstehen zu können, müssen wir uns darauf einlassen. Wenn wir schon aufhören, weil es zu keiner Versteifung des Gliedes kommt und uns frustriert zurückziehen, werden wir nie erfahren, welche orgastischen Gefühle, welches Erleben sich mit einem Orgasmus ohne Versteifung verbindet. Die sexuelle Energie fließt in unserem Körper dabei auf eine bestimmte Weise und findet ihren Ausdruck unter anderem in der Nichtversteifung.

(Ich werde zu einem späteren Zeitpunkt noch näher darauf eingehen.)

Wichtig ist es, unsere Augen für die Vielfältigkeit des orgastischen Erlebens zu öffnen, ohne sie durch Messlatten und Vergleiche einzuengen.

Immer wieder bin ich in Vorträgen gefragt worden: Und wie häufig Sex zu haben ist normal? – Alles ist normal, zwischen einmal im Jahr bis mehrmals täglich. Es kommt nicht auf die Menge drauf an, sondern auf die Qualität. Es kommt nicht darauf an, wie häufig am Tag ich meinem Partner/meiner Partnerin sage, dass ich ihn/sie liebe, sondern wie ich es sage, wie ich es zum Ausdruck bringe, was ich dabei zum Ausdruck bringe und erlebe. Und es gibt Paare, die geben nie Liebeserklärungen ab, aber ihre Blicke füreinander sprechen Bände über ihre Verbundenheit. Genauso ist es mit der Körpersprache der Lust. Wichtig ist, was und wie wir unsere Verbundenheit und unser Wohlsein miteinander ausdrücken, nicht wie häufig wir ein Ritual, eine Routine durchführen. Und genauso wie es Paare gibt, die ohne Liebeserklärungen auskommen und ihre Verbundenheit leben, so gibt es auch Paare, die die Körpersprache der Lust ohne Orgasmen leben, indem sie durch Zärtlichkeiten und Nähe ihre Verbundenheit auf eine tiefe Weise zum Ausdruck bringen. Möge jeder seinen Bedürfnissen entsprechend seine individuelle Ausdrucksweise in der Sprache der Lust und Verbundenheit finden.

Was ist Sprache?

Wenn wir mit Sprache alles zum Ausdruck bringen können, das Schöne, die Verbundenheit, Anerkennung, Wertschätzung, das Verstehen, so können wir auch das Gegenteil tun: abwerten, runtermachen, missachten, verletzen, Schmerzen zufügen.

Sprache ist ein machtvolles Instrument. Nicht nur die Sprache mit Worten, auch die Körpersprache.

Worte verändern die Welt. Ich spreche einen Satz. Und alles verändert sich. Menschen fangen an zu weinen oder freuen sich. Sie geraten in Wut und greifen zu Waffen oder stellen sie wieder weg. Diese Macht hat Sprache.

Die Körpersprache brennt es noch tiefer in unser Wesen ein. Auf sie reagieren wir noch intuitiver, unbewusster. Worte können in unserer Seele brennen – die Körpersprache hinterlässt noch stärkere Spuren (Narben).

Wir können Worte als Floskeln benutzen, immer das Gleiche sagen, doch es ist abgedroschen und leer. Es hat seine Bedeutung verloren. So können wir auch Gesten und Berührungen als Floskeln einsetzen, immer die gleichen Umarmungen bei der Begrüßung, immer der rituelle Kuss, doch es liegt keine Bedeutung mehr darin.

Wir können mit Worten die Einzigartigkeit des anderen wertschätzen und anerkennen und wir können dies mit Blicken, Gesten und der komplexen Körpersprache tun, indem, wie wir uns zu dem anderen stellen, welche Haltung wir in seiner Nähe einnehmen.

Wir können mit Worten demütigen, verletzen, Schmerzen zufügen und wir können das auch mit der Körpersprache. Wir können schlagen, missbrauchen und vergewaltigen. Gerade im Krieg werden diese Dinge immer wieder eingesetzt. Und nicht nur Männer können Frauen sexuell missbrauchen und vergewaltigen, auch Frauen können Männer sexuell missbrauchen und vergewaltigen, wie wir es spätestens seit den Bildern aus dem Irakkrieg wissen.

Ich habe an anderer Stelle beschrieben, dass die Sexualität, die Körpersprache der Lust, sehr eng mit unserer Seele verbunden ist. Was wir dort erfahren, geht sehr tief. Es holt tiefe Gefühle hervor. In dieser Körpersprache der Lust können wir uns erkannt, verstanden, gesehen fühlen. Sie befreit uns aus Ängsten und Einsamkeit. Sie baut starke Brücken zwischen zwei verschiedenen Wesen, so dass oberflächliche Meinungsverschiedenheiten dieser nichts anhaben können.

Diese Körpersprache der Lust zu missbrauchen, sie falsch einzusetzen, geht genauso tief. Das, was als Weg der Lust gedacht ist, mit Schmerz, Angst und Demütigung zu verbinden, setzt schwere Traumata. Oder bei Kindesmissbrauch wird der Weg der Lust verbunden mit Schuld, Scham, Schande, Schmerz und unangenehmen Gefühlen. Der Weg der Lust ist versperrt. Der Zugang zum Zentrum unserer Lebensenergie, zur Kraftquelle des Lebens ist zerstört.

Wie können diese schweren Verletzungen je wieder heilen? Wie kann der Weg der Lust beschritten werden, ohne die alten Erinnerungen an Schmerz, Angst, Schande, Demütigung, Scham und vielleicht auch Schuld wieder wachzurütteln, die sich so tief in die Seele eingebrannt haben. Bei manchen löst jede zarte Körperberührung diese Bilder aus. Sie möchten sich nur noch einigeln, um ihre Wunden zu schützen. Doch jeder Mensch sehnt sich in seinem Innersten nach Nähe und Verbundenheit. Aber diese Sehnsucht ist mit einem Schmerz, einem Trauma belegt. Nicht wenige sterben innerlich daran, sie haben aufgehört zu fühlen. Oder sie fühlen diesen Schmerz im ganzen Körper.

Was lässt Menschen solche Dinge tun?

In meinen Augen: falsch verstandenes Machtstreben und Ohnmacht.

Es sind Menschen, die kein Gespür haben für ihre eigenen Fähigkeiten und Gaben, ihre Kraft und Macht, die sie haben. Sie müssen sich „ihre Macht beweisen", weil sie diese sonst nicht wahrnehmen können. Sie haben in ihrer Entwicklung nicht mitbekommen, was ihre Worte und Taten bei anderen auslösen. Sie sind sich ihrer selbst nicht bewusst. Was kann ich in der Welt bewirken? Welches Echo löse ich aus? Hat das, was ich tue, überhaupt eine Bedeutung für andere oder bin ich allen egal? Als Jugendliche gehen wir oft durch solche Phasen, wo wir über die Stränge schlagen, um aus der Reaktion zu erfahren, dass wir nicht bedeutungslos sind. Welche Rolle, welche Bedeutung nehme ich in der Erwachsenenwelt ein? Was vermag ich? Wie reagieren andere auf mich? Wer will ich sein?

Fühle ich mich auf Dauer ohne Macht, ohne Einfluss, ohne Bedeutung, so kann ich dieses oft nur schwer ertragen. Ich kann mich in Alkohol, Drogen und Phantasiewelten flüchten, in denen ich der Held bin.

Oder ich kann aus meiner Ohnmacht heraus versuchen, Macht über andere zu erfahren, um zu erfahren, wer ich bin und was ich kann.

Und es gibt andere Menschen, die das Gefühl haben, ihnen sind keine Grenzen gesetzt, sie können alles tun, was sie wollen. Und auch sie müssen sich beweisen, dass keine ethischen Werte, kein Mitgefühl, einfach nichts ihnen Grenzen setzt. Sie weiden sich und erleben Wohlgefühl, indem sie in ihrer grenzenlosen Macht über andere schwelgen, die sie sich immer wieder beweisen müssen. – Doch sie sind arm an Gefühlen. Sie verstehen nicht. Sie wissen nicht, was Verbundenheit bedeutet.

Ich kann versuchen, meine Kraft und Macht zu spüren, indem ich mich **über** andere ermächtige, meine Kraft über sie stelle, und sie tun müssen, was ich will. Ich kann ihnen meinen Willen aufzwingen und auf diese Weise meine Kraft erfahren. Dies geht mit einem ständigen Kampf um die Macht einher. Ich muss aufpassen, dass keiner sich über mich ermächtigt. Die, die sich bezwungen fühlen, werden versuchen, jede Gelegenheit wahrzunehmen, um sich aus dem Zwang zu befreien und aus Rache mich zu bezwingen.

Eine andere Art mit der Macht umzugehen ist, mir selbst meiner Fähigkeiten bewusst zu sein, mich selbst als kraftvoll, schön und mächtig zu erfahren. Ich brauche mir nichts beweisen, ich weiß, wer ich bin. Und indem ich **meine Kraft verbinde** mit der Kraft, Schönheit, den Fähigkeiten eines anderen Menschen, das heißt mit seiner Macht (mit dem, was er machen kann), erfahre ich, wie sich unsere beiden Kräfte gegenseitig bereichern und wachsen.

Das ist die Art, wie wir in gegenseitiger Wertschätzung uns miteinander verbinden, in Gesprächen, in der körperlichen Lust und sowohl in den Gesprächen wie auch in der Körpersprache der Lust einen Energiegewinn erfahren.

Ich möchte behaupten, dass der Energiegewinn aus dieser gegenseitigen Verbundenheit größer ist, als der Energiegewinn, den ich kurzfristig erreiche, wenn ich mich über jemanden erhebe.

Ich muss niemandem etwas nehmen, um Kraft zu erlangen, wie ich es tue, wenn ich mich über jemanden ermächtige.

Indem ich seine Kraft anerkenne und er meine und wir uns verbinden, gewinnen wir beide an Kraft. Und diese ist nicht durch einen Machtkampf bedroht.

Wie viel Energie wird zerschlissen in Machtkämpfen, statt sich zusammenzutun, zu kooperieren, die Kräfte zu bündeln.

Es ist ein alter Trugschluss zu glauben, dass nur einer an der Macht sein kann.

Wenn ich die Vielfalt anerkenne und die unterschiedlichen Fähigkeiten, so kann ich diese doch zusammenbringen und bündeln, so dass sie sich gegenseitig bereichern.

Wie kann ich Heilung finden aus sexuellem Missbrauch und Traumen?

Wie ich schon beschrieben habe, versperren diese verletzenden Erfahrungen den Zugang zu meiner Quelle der Lebenskraft, zu meiner Quelle der Lust. Wenn der Weg, der Zugang versperrt ist, muss ich ihn freiräumen. Zu dieser Aufräumarbeit bin ich aber nicht jederzeit in der Lage, denn sie kostet viel Kraft.

Von schweren Traumen muss ich mich erst mal erholen, meine Wunden lecken, meine Kräfte sammeln. Eine Zeit lang werde ich einen Bogen um die Schutthalde machen. Noch fühle ich mich zu schwach. Noch habe ich nicht das Werkzeug, die Ausrüstung, die Unterstützung dafür, um diese Arbeit anzugehen.

Irgendwann aber merke ich, dass ich immer wieder zu dem Schutthaufen sehe, dass ich immer wieder an ihn erinnert werde. Das „Nichthingucken" kostet mich zunehmend mehr Kraft. Es zieht mich dahin, ich werde zunehmend häufiger daran erinnert. Das kann das Zeichen sein, dass die Zeit reif ist, sich den Aufräumarbeiten zuzuwenden. Nun heißt es, zu prüfen: Habe ich meine Ausrüstung zusammen? Habe ich Unterstützung in Form von Gesprächspartnern, wie zum Beispiel Psychotherapeuten, die mir helfen beim Aufräumen? Die mir helfen, den Überblick zu wahren und geordnet vorzugehen, damit ich nicht am untersten Stein ziehe und der ganze Müll auf mich drauf fällt und mich umschmeißt! Die mir helfen, auch Pausen zu machen, mich zu stärken und nicht über meine Kräfte zu gehen.

Den Zugang zu meiner Kraftquelle freiräumen kann ich nur, indem ich bereit bin, mich mit der Erinnerung zu konfrontieren, um sie dann loszulassen. Solange ich den Schutt aus Erinnerungen nicht anfasse, kann ich ihn nicht wegschaffen. Wegschaffen geht auf verschiedene Weise. Auf jeden Fall muss es aus meinem Innersten, wo es eingebunden liegt, hinaus. Dies geschieht, indem ich es ausspreche, ich es in Worte packe und rausgebe, und indem ich es herausfließen lasse, Tränen es aus meinem Körper schwemmen oder ich meine Wut und meinen Schmerz hinausschreie. E-motionen (E = heraus; motion = bewegen) bewegen es aus meinem Körper. Und dann gilt es, diese Dinge loszulassen, leer zu werden. Ich kann auch an Erinnerungen und alten Geschichten festhalten, sie immer wieder in mir aufwärmen, doch darum geht es nicht. Es geht darum, den Schmerz in mir herauszulassen, so lange ihn herauszuweinen, bis ich mich leer fühle, bis der Weg frei ist. Dann gilt es, auf diesem Weg wieder das Schöne zu entdecken, angenehme Berührungen zu suchen, diesen Bereich mit Schönem zu füllen.

In alten Traditionen gab es Phönixfeuerfrauen, Hohepriesterinnen, Tempeldienerinnen, die diese Aufgabe erfüllten. In ihre Arme kamen die Männer, die aus dem Krieg nach Hause kehrten, bevor sie zu ihren Familien kamen. Sie nahmen sich nicht nur ihrer körperlichen, sondern auch ihrer seelischen Schmerzen an. Sie wiegten sie in den Armen, wie kleine Kinder, sie ließen sie ihre Schmerzen hinausschreien und sie heilten sie durch die reinigende und energiespendende Kraft der körperlichen Lust. Diese Frauen gingen keine persönlichen Bindungen ein mit diesen Männern, sondern sie verkörperten die große Mutter, die große Frau, die die reinigende und heilende Kraft der Liebe zur Verfügung stellt.

Es gab auch Männer, die diese Aufgabe erfüllten.

Wenn der Weg wieder frei war, der seelische Schmerz geheilt, kehrten die Krieger in den Kreis ihrer Familie zurück.

Viele Frauen aus dem Zweiten Weltkrieg haben traumatische sexuelle Erfahrungen durchgemacht. Ebenso viele Frauen im Kosovokrieg, die hier dann Zuflucht fanden. Immer noch sind dies Tabuthemen, wie auch sexueller Missbrauch an Kindern. Solange wir diese schrecklichen Erfahrungen in uns einschließen, verfolgen sie uns in unseren Träumen. Sie nagen an unserer Seele, sie rauben uns unsere Lebenskraft. Erst wenn wir sie ans Licht bringen, nach draußen bringen, können wir sie ansehen, konfrontieren und lernen, mit ihnen umzugehen, sie zu handhaben. Erst dadurch wird der Weg frei und wir werden offen für schöne Berührungen, für Freude, für Zärtlichkeiten.

Kommunikation

Nun habe ich Ihnen viel Wissenswertes erzählt, viele Werkzeuge an die Hand gegeben und voller Elan wollen Sie nun die Beziehung neu gestalten und Sie haben auch schon viele gute Ideen und Einfälle dazu. Doch leider ist Ihr Gegenüber kein totes Stück Holz, das man nach seinen eigenen Vorstellungen bearbeiten, zurechtschnitzen und formen kann, sondern ein Mensch mit einem freien Willen. Wie schön, aber auch wie schwierig!!!!

Dabei könnte die Welt doch so einfach sein: „Ich sehe doch deutlich, was der richtige Weg (für uns) ist, nämlich dieser hier. Und wenn alle anderen nur tun würden, was ich sage, wäre doch alles ganz einfach, oder?“

„Klar, Fehler mache ich auch mal, das kann ja jedem mal passieren, und dass da ein Hindernis auf dem Weg liegt, kann ich ja nicht wissen, oder? Aber wie andere nicht sehen konnten, dass dieser Weg in die Sackgasse führt, dabei war das doch von Anfang an klar ...“

„Meine Frau/Mein Mann ist ja echt 'ne Nette/'nen Netter, aber ein paar Ecken und Kanten hat sie/er ja schon. Da ist es kein Wunder, dass wir uns immer gleich in die Haare kriegen. Sie/Er müsste sich nur ein bisschen ändern, nicht immer gleich so schnell explodieren, dann passt das schon."

***

Ich glaube solche Gedanken, solche Haltungen kennt jeder von uns.

Unsere eigenen Fehler verzeihen wir uns gerne, nur die der anderen stechen uns ins Auge.

Ändern sollen sich die anderen, nicht wir selbst, denn wir sind aus unserer Sicht der Maßstab aller Dinge, der Maßstab der Welt.

Und wir probieren immer, dass die anderen endlich kapieren, wie sie sich ändern sollen, und die probieren das Gleiche mit uns, und so versucht jeder, den anderen zu manipulieren, denn jeder kennt den einen einzigen Weg, nur die anderen sind zu blöd, diesen zu sehen. Und so ziehen und zerren wir aneinander rum und ärgern uns ständig aneinander.

Es gibt ein paar Dinge, die wir uns klarmachen können, um daran etwas zu ändern:

Welches ist der Mensch, auf den ich den größten Einfluss habe? Dem ich sagen kann: „Arm hoch" – und er tut es? „Ändere dich" – und er tut es? – Ich selbst. Dabei fällt es uns mit dem Armheben noch leicht, mit dem Sichändern deutlich schwerer.

Aber es gilt zu bedenken: **Der einzige Mensch, den ich wirklich ändern kann, bin ich selbst. Und das Erstaunliche ist: Wenn ich mich ändere, ändert sich meine Umgebung.**

Trete ich mit einer anderen Haltung auf, löse ich bei meinen Mitmenschen andere Reaktionen aus (siehe Seite 84 ff.). Allerdings sehen die Personen, die mir am nächsten stehen, mich länger noch im alten Bild. Denn die, die mir am nächsten sind, schauen mich oft nicht mehr so genau an, weil sie ihr inneres Bild von mir vor Augen haben. Deutlich wird dies zum Beispiel auch an einem neuen Haarschnitt, den der Nachbar eher sieht als der eigene Ehemann.

Das Nächste, was wichtig ist, ist uns klar zu machen:

Es gibt nicht den einen einzigen richtigen Weg, es gibt viele Wege und viele Möglichkeiten.

Um von Stuttgart nach Rom zu kommen, können Sie über St. Gotthard, St. Bernhard, über den Splügenpass, mit dem Auto, Zug oder Fahrrad fahren oder fliegen, und je nach Situation und Bedürfnissen wählen Sie ihren Weg.

Das klingt lächerlich einfach und logisch, aber nehmen wir mal an, Sie wollen jetzt einen Diaabend machen von Ihrem Urlaub in Rom. Sie erzählen von Ihrem Weg dahin und ihr Bekannter sagt: „Über St. Gotthard würde ich ja nie fahren. Da gibt es doch immer die Staus. Wie kann man nur diesen Weg wählen, der einzige richtige Weg ist …" „Ja, aber …", sagen Sie, doch der andere hört Ihnen gar nicht zu. Er erzählt, warum jeder unbedingt nur über den St. Gotthard fahren muss.

Kennen Sie das? Es geht um Recht haben!

Sie können jetzt den ganzen Abend streiten über den richtigen Weg. Ergebnis: Die Dias werden nie angeschaut. Was Sie von sich mitteilen wollten, wie Sie den Urlaub erlebt haben, wird nie gehört. Sie erleben Trennung statt Verbundenheit und statt Freude Verärgerung.

Das ist das Ergebnis von Recht haben. Wir sehen nur **einen** Weg, können nichts anderes wahrnehmen, nicht wirklich zuhören, wir erleben Trennung statt Verbundenheit, und Ärger.

Sätze, die anfangen mit: „**Du musst** aber …", „**Nie** tust du …", „**Immer** …", sind sehr verdächtig für diese eingeengte Wahrnehmung, und diese Sätze sind geprägt von einer Vorwurfshaltung.

Wir haben in unserer Kultur eine Schwarz-Weiß-Wahrnehmung antrainiert bekommen: Entweder – oder; richtig oder falsch … und dadurch lernen wir nicht, andere Möglichkeiten zu sehen.

Entweder du beißt in deinem Job die Zähne zusammen oder du bist arbeitslos.

Anstatt sich zu fragen: Wie kann ich meine Arbeitsbedingungen ändern? Kann ich im gleichen Betrieb etwas machen, was mir mehr entspricht? Suche ich mir eine andere Arbeit, die mir mehr liegt, und kündige dann?

Ich möchte Ihnen ein anderes Beispiel mit meiner Tochter erzählen. Es war am Morgen des dritten Skikurstages, zehn Minuten bevor es losging beim Anziehen zusammen mit anderen Kindern, als sie meinte: „Ich will da nicht mehr hin. Ich habe Angst in dem Skikurs." Die Reaktion als Eltern könnte sein: Vorwurfshaltung: „Warum sagst du das erst jetzt, zehn Minuten vorher?" Dann können wir uns zehn Minuten darum streiten, warum sie das nicht eher gesagt hat. Oder: „Da hilft alles nichts, Angst hat jeder mal, Zähne zusammenbeißen und durch." – Oder: „Dann schmeißt du halt den Kurs und das viele Geld haben wir umsonst ausgegeben." Die Entweder-oder-Haltung: hinschmeißen oder Zähne zusammenbeißen.

Welche andere Möglichkeit gibt es in diesen zehn Minuten?

Die Entweder-oder-Lösungen sind sofort da. Die Frage ist: Welche Lösung gibt es noch? Spontan weiß ich keine.

Der erste Schritt ist, die richtige Atmosphäre zu schaffen: „Lasst uns kurz zu dritt an einem ruhigen Ort darüber reden." Zweitens ist wichtig **die Grundeinstellung: Es gibt noch andere Lösungen, ich muss sie nur suchen.**

Drittens ist wichtig: Um die Lösungen zu finden, muss ich das Problem verstehen. „Wovor hast du Angst?" – Die Hänge sind jetzt plötzlich so steil, sie fühlt sich überfordert. Sie möchte am liebsten nur noch mit Papa Ski fahren und gar nicht mehr in den Skikurs. – „Würdest du gerne erst mal mit Papa an flacheren Strecken üben?" „Ja." – „Könntest du dir vorstellen, dann am nächsten Tag wieder in den Skikurs zu gehen, und Papa redet auch noch mal mit der Skilehrerin darüber, dass es dir zu steil ist?" – „Ja."

Um andere Lösungen zu finden außerhalb des Entweder-oder-Schemas, brauche ich das Grundvertrauen, dass es noch andere Lösungen/Wege gibt und dass ich sie finden werde, wenn ich danach suche.

Die nächste Falle, in die wir gerne in Gesprächen mit anderen reintappen, ist die, dass wir dem anderen nicht richtig zuhören oder ihn nicht fragen, denn wir meinen, schon zu wissen, was er sagen will!!! – Oft täuschen wir uns da.

Nächster Punkt: **Zu einer Aussage oder Handlungsweise gibt es viele Interpretationen.** Wir meinen oft, unsere Handlung oder unsere Aussage ist eindeutig, und wundern uns über die Missverständnisse.

Auch dazu möchte ich Ihnen eine Geschichte erzählen.

In einer gemischten Gruppe von Frauen und Männern, die ohne ihre Partner auf einer Freizeit waren, ging es hoch her. Es war eine prickelnde Energie. Eine Frau versuchte immer wieder, mit einem Mann zu flirten, doch dieser ließ sich auf nichts ein, sondern dachte nur immer an seine Partnerin zu Hause. Am Ende der Freizeit ging er in einem Dessousladen vorbei, um seiner Frau etwas Schönes mitzubringen und in der Vorfreude auf ihr gemeinsames Wiedersehen.

Die Partnerin zu Hause fragt sich bei dem Geschenk: „Wieso bringt er mir so was von der Freizeit mit? Was hat das zu bedeuten? Hat er was zu verbergen und eine Affäre mit einer anderen gehabt?“ – Oder: „Reicht ihm nicht das, was ich ihm zu bieten habe, muss ich mich attraktiver machen? Bin ich ihm so wie bisher nicht gut genug?“ – Oder: „Was soll das heißen, was will er jetzt von mir?“

Sie sehen, dieses Geschenk kann in seiner Bedeutung völlig verschieden interpretiert werden. Oft ist uns dies aber nicht bewusst. Die Partnerin könnte denken: „Völlig klar, was das zu bedeuten hat, da er mir noch nie so was mitgebracht hat: Er hatte eine Affäre mit einer anderen und nun ein schlechtes Gewissen.“ Wenn sie von der Eindeutigkeit dieses Geschenkes überzeugt ist, wird sie darauf nicht mit Freude reagieren, sondern ihn sofort angreifen und Vorwürfe machen. Allen seinen Beteuerungen, dass dies nicht stimmt, wird sie nicht glauben.

Ich nehme an, Sie kennen solche Konflikte.

Hilfreich ist es in solchen Situationen, sich bewusst zu machen, dass es viele Interpretationen für eine Handlung, eine Aussage gibt. Ich muss aufpassen, dass meine Befürchtungen und Ängste mir dafür nicht den Blick verstellen.

In einer Situation, wo ich mir über die Bedeutung unsicher bin, kann ich dieses erst mal zum Ausdruck bringen und nachfragen:

„Ich bin jetzt erst mal etwas irritiert und überrascht. Wie kommt es, dass du mir so etwas schenkst? Das hast du doch noch nie getan.“

Wenn die Antwort ehrlich kommt, ist das oft spürbar. In diesem Beispiel: „Auf der Freizeit ging einiges ab, da wurde auch viel geflirtet, aber ich habe immer nur an dich gedacht und mich auf dich gefreut.“

Wenn jemand jedoch versucht auszuweichen, drückt sich das auch oft in seiner Körpersprache aus, und die Zweifel bleiben beim Gegenüber. In diesem Beispiel: „Ach, einfach nur so."

Sie sehen, wie wichtig es ist, sich bewusst zu sein, wie viele mögliche Interpretationen hinter einer Handlung und einer Aussage stehen können.

Hilfreich ist es, um einen Konflikt zu vermeiden, mich nicht auf eine Interpretation innerlich festzulegen, sondern offen zu bleiben. In dieser Offenheit kann ich dann ehrlich meine Gefühle benennen. Hier zum Beispiel die Irritierung und Verunsicherung.

Wichtig ist auch, in das Hören des anderen zu reden. Wenn ich das so und so sage, kann der andere das dann verstehen, was ich sagen will?

Der Mann könnte in unserer Geschichte auch erzählen: „Da wollte eine Frau immer mit mir flirten, aber ich habe nur an dich gedacht."

Wenn er weiß, dass seine Frau sehr eifersüchtig ist, wird sie nur den ersten Satzteil hören. „Da hat eine andere mit meinem Mann geflirtet." – Mehr hört sie nicht. Das allein wühlt sie schon gefühlsmäßig auf, und die Eifersucht geht mit ihr durch. Sie kann nicht weiter zuhören. Was ist wichtiger für den Mann: mitzuteilen, dass jemand anders mit ihm flirten will oder dass er nur an seine Frau gedacht hat? Wenn er sich auf sie und ihr Zusammenkommen gefreut hat, ist es wichtiger zu sagen, wie sehr er sie vermisst hat und sich auf ihr Wiedersehen gefreut hat. Und er kann davon noch genauer erzählen, was er am meisten vermisst hat etc. Später kann er auch einfließen lassen, dass jemand versucht hat, mit ihm zu flirten, aber vorher hat seine Frau mitbekommen, wie wichtig sie für ihn ist. Auf diesem Hintergrund wird die Eifersucht nicht so große oder gar keine Wellen schlagen.

Es geht nicht darum, etwas zu verheimlichen oder unehrlich zu sein, sondern sich so mitzuteilen, dass der andere besser zuhören und verstehen kann.

Wenn ich dem anderen Vorwürfe mache oder ihn angreife, wird er erst mal sich schützen und distanzieren müssen. Dann kann ich kein Verständnis und Entgegenkommen erwarten. Wenn ich aber dem anderen ohne Vorwürfe und Angriffe nur erzähle, wie ich es erlebt habe und mir sein Erleben der Situation anhöre, wird ein ganz anderes Sichverstehen, Zuhören und Aufeinanderzugehen möglich.

Darin liegt auch die Kraft des Redestabs (siehe Seite 68). Indem ich ihn halte, rede ich nur von mir. – Ich weiß nicht alles besser, ich sage nicht, was der andere zu tun hat, sondern ich erzähle nur von meinem Erleben, wie es mir damit ergangen ist, was es in mir auslöst. Später erzähle ich vielleicht, was ich mir wünsche. Wünschen bedeutet, dass der andere die Freiheit hat, diese zu erfüllen oder auch nicht.

Und ich kann Vorschläge zu unserem gemeinsamen Problem machen, was ich als hilfreich ansehe. Dies tue ich in dem Bewusstsein, dass es viele Lösungswege gibt, und wir suchen nach dem, der für uns beide funktioniert.

Hilfreich ist es immer wieder, auch nachzufragen, wenn man etwas nicht genau verstanden hat, wenn einem auch gefühlsmäßig etwas nicht klar ist. Wichtig ist auch, sich selbst immer wieder genau zu erklären und mit einem Ohr darauf zu achten, ob der andere mich versteht.

Bei all dem muss ich zusätzlich aufpassen, dass ich nicht **die Vergangenheit auf die Zukunft projiziere:**

„Weil du damals dieses und jenes getan hast, bin ich noch immer verletzt." Oder: „Weil ich das mal mit dir erlebt habe, werde ich nie wieder …"

„So hat das damals auch angefangen …"

„Immer machst du …"

In diesen Beispielen bestimmt die Vergangenheit unsere Zukunft. Aber wir sind anders, wir wachsen und verändern uns. Der scheinbar gleiche Anfang kann zu einem völlig anderen Ende führen.

Ich muss lernen, die Vergangenheit loszulassen. Ich bin jeden Tag neu und jeder Tag ist neu, und ich kann probieren, es anders und besser zu machen. Und ich muss dem anderen die Chance geben, zu zeigen, dass auch er sich verändert hat bzw. sich verändern kann.

Das heißt aber nicht, dass ich nur zusehen darf, ob sich das alte Muster wiederholt oder nicht. Ich kann auch Einfluss nehmen, es kommt nur darauf an, wie ich es tue.

Mache ich dem anderen Vorwürfe (siehe oben: „So hat das damals auch angefangen, immer machst du …"), greife ich ihn an, so zwinge ich den anderen in der Regel in Abwehrstellung zu gehen und sich zu verteidigen. Das heißt, die alte Geschichte wird aufgewärmt und der Angegriffene wird seine damalige Handlung verteidigen.

Möchte ich, dass es diesmal anders läuft, so ist es gut, den anderen nicht anzugreifen, sondern ihn wertzuschätzen, zu loben und zu sagen, was ich mir diesmal wünsche (nicht einfordere).

Ein Beispiel: „Damals vor zwei Jahren hat das ja nicht so gut geklappt. Ich würde mir wünschen, dass wir das diesmal besser hinkriegen. Andere Dinge haben wir auch schon gemeinsam besser gemeistert. Was würdest du dir von mir wünschen, damit wir das diesmal besser hinkriegen?" – … – „Ich denke, mir würde es helfen, wenn du mich nicht vor anderen angreifst. Könntest du dir vorstellen, wenn dich etwas stört, mich kurz beiseite zu nehmen, dass wir darüber reden können?" – „Wie stellst du dir das vor?" – „Zum Beispiel indem du ..."

Es geht darum, Veränderungen möglich zu machen.

Und dabei ist es wichtig: Nicht was ich sage, sondern wie ich es sage, macht den Unterschied.

Ins Hören hineinreden – so reden, dass der andere es hören kann.

Bei allem aber braucht es **Ehrlichkeit**, auch Ehrlichkeit meinen eigenen Gefühlen gegenüber. Ehrlichkeit meint aber nicht, dass ich dem anderen meine ehrlichen Gefühle um die Ohren hauen muss. Es bleibt dabei, es kommt auf das Wie an. Beachten muss ich auch, dass sich Gefühle schnell ändern können. Innerhalb eines Gesprächs kann ich in einem Moment verletzt, im nächsten zornig sein. Etwas später wiederum fühle ich mich verstanden und versöhnt. Gefühle sind sehr fließend. Ich darf sie nicht wie unumstößliche Tatsachen behandeln. Aber es ist wichtig, sie zu beachten und mit ihnen im Fluss zu sein. Wenn ich mich an etwas störe, es mich ärgert, muss ich es benennen. Ich sollte es aber so benennen, dass es für den anderen sichtbar wird, aber auch leicht zu verändern ist, damit der Ärger schnell davonfließen kann.

Nicht zu seinen Gefühlen zu stehen ist gefährlich, denn sie spielen, auch wenn wir sie verstecken und zurückhalten wollen, in unsere Kommunikation (committere = zusammenkommen) hinein.

Leugnen wir sie, so entsteht ein Verwirrspiel.

Ein Beispiel: Ich bin sauer, dass ich den Abwasch schon wieder allein machen musste. Ich will aber nicht wieder klagen und mich beschweren, deswegen behalte ich es für mich, aber meine ganze Körperhaltung, mein Verstocktsein spricht Bände. Wenn ich gefragt werde, was los ist, so sage ich: „Nichts." Das Verwirrspiel ist komplett. Jeder merkt, dass etwas nicht in Ordnung ist, aber der Knoten ist nicht aufzulösen, da er nicht benannt ist. Das zieht viel Aufmerksamkeit und Energie ab.

Bei jedem Konflikt ist aber auch der Selbstschutz wichtig. Ich selbst bin für meinen Schutz verantwortlich.

Wenn ein Gespräch verletzend wird, die Emotionen hochgehen oder es sich im Kreis dreht, so ist es in meinen Augen und aus meiner Erfahrung sehr hilfreich, dieses erst mal abzubrechen. Je nach Emotionen kann ich dies auf verschiedene Weise machen. Ich kann sagen: „Mein Eindruck ist, wir drehen uns im Kreis, lass uns erst mal Pause machen und zu einem späteren Zeitpunkt weiterreden." Wenn ich mich sehr angegriffen fühle, kann ich auch zu meinem Selbstschutz sagen: „Das höre ich mir auf diese Weise nicht mehr an", und verlasse mit dieser Aussage den Raum.

Es geht einfach darum, die weitere Eskalation der Gefühle, der Wut, der Verzweiflung zu verhindern. Pause.

In der Pause ist es gut, die Zeit zum Nachdenken zu nutzen (nicht um neue Argumente und Geschütze aufzufahren, sondern um wieder ruhiger und vernünftiger zu werden).

Nachdenken heißt sich fragen: Warum bin ich so hochgegangen? Was hat mich so getroffen? Was fällt mir schwer zu sehen?

Wenn ich mir klarer darüber geworden bin, was da nicht funktioniert hat, dann geht es darum, wieder Verbindung aufzunehmen zum anderen und sich mitzuteilen: „Weißt du, so ist es mir vorhin ergangen … Tut mir leid, dass ich das vorhin gesagt habe … Wie hast du das gemeint, als du gesagt hast …?"

Wir müssen uns eines klar machen: Der Partner ist unser stärkster Spiegel. Im Zusammensein mit ihm erleben wir, was funktioniert und was nicht funktioniert. Wir erfahren unsere Ecken und Kanten und wo wir noch an uns zu arbeiten haben – jeder bei sich.

Öfter haben wir ein Negativbild vom Partner, wir sehen nur, was uns an ihm stört. Vielleicht mäkeln wir noch ständig an ihm herum.

Wenn jemand ständig an mir rummeckert, mag ich mich dann ändern? – Nein, dann gehe ich aus Selbstschutz in die Opposition und mache zu.

Die Frage ist, worauf lege ich meinen Fokus, meine Aufmerksamkeit (auch im Umgang mit mir selbst). Auf das, was nicht geht, immer noch nicht gut ist? In Bildern gesprochen, sehe ich, dass das Glas immer noch halb leer ist – oder lege ich meine Aufmerksamkeit auf das, was geht: Mensch schon besser, weiter so, das Glas ist schon halb voll!!!

Meines Erachtens hilft es, die kleinen Schritte einer positiven Veränderung wertzuschätzen und anzuerkennen – das motiviert (mich und andere). Es geht nicht darum, alles schön zu reden, es geht auch um Ehrlichkeit. Und wenn mich etwas sehr stört, muss ich es auch benennen, zum Beispiel sagen: „Damit habe ich ein Problem" – nicht: „Das ist nicht in Ordnung." Es ist wichtig, mich mitzuteilen, aber dann gibt es mindestens zwei Möglichkeiten: Der andere ändert sich oder ich muss lernen, damit anders umzugehen. Und es gibt Dinge, da sage ich: „Stopp, ohne mich."

Für mich gelten einige Grundregeln in der Kommunikation:

Ich übernehme die Verantwortung für mich selbst (und nicht andere sind dafür verantwortlich, dass es mir gut geht). Ich selbst bin für mich verantwortlich und sorge für mich.

Und andere entscheiden selbst für sich. (Und nicht: Ich weiß besser, was für sie gut ist. Du musst aber …)

Ich kann andere um etwas bitten, ich kann mir etwas wünschen (der andere sagt Ja oder Nein), ich kann Vorschläge machen.

Ich kann Absprachen oder Verträge machen. Sie kommen aus dem freien Willen des anderen und sind bindend. Ich kann dabei absprechen, ob die Absprache/der Vertrag befristet ist, wie die Absprache gelöst werden kann etc.

Ich kann auch aus den Handlungen eines anderen Konsequenzen ziehen (angekündigt oder nicht angekündigt) und auf Grund dessen mein Handeln verändern. Wichtig dabei ist, mit welchen Gefühlen ich das tue. Ist mein Handeln bestimmt von Nüchternheit, Klarheit und warmer Verbundenheit mit mir (und vielleicht auch mit dem anderen), so ist dies in Ordnung. Ist es bestimmt von Wut, Vorwurf, Aggression, dann bin ich auf dem falschen Weg und versuche zu manipulieren.

Unser Ziel ist es, uns selbst zu schützen, Verbundenheit mit uns selbst zu halten und Verbundenheit mit anderen zu leben und sie dabei in ihrer Einzigartigkeit anzuerkennen, wertzuschätzen und zu lassen.

Über diese Verbundenheit erleben wir das Gefühl der Liebe. Liebe ist nicht etwas, was einfach da ist. Liebe und Verbundenheit ist etwas, das ich ständig neu kreiere, neu erschaffe.

Es ist eine Haltung von Neugier auf den anderen, von Offenheit füreinander, von Bereitschaft, sich immer neu kennen zu lernen, Offenheit für Veränderung und Wachstum und Suche nach Verbindung und Verbundenheit. Das ist in meinen Augen Liebe.

Vielleicht denken einige von Ihnen, das klingt ja alles ganz toll. Die Autorin ist bestimmt perfekt in der Kommunikation und gerät nie mit ihrem Partner aneinander. Und ich muss das mir nur als Wissen aneignen und dann bin ich auch perfekt.

Nein, ich muss sie enttäuschen. Auch ich bin nicht perfekt und ich lerne weiterhin dazu. Auch ich falle in typische Fehler. Der Unterschied zu vor 13 Jahren ist nur der, dass früher mein Mann und ich uns Nächte um die Ohren schlagen konnten im Streit. Jetzt geraten wir selten und nur kurz aneinander und können das Problem mit den beschriebenen Werkzeugen schnell klären. Wissen schützt nicht davor, doch mal in typische Fehler und Konflikte zu geraten. Wissen hilft aber, schneller wieder rauszukommen. Ich erkenne schnell: Da funktioniert etwas nicht. Dann halte ich inne und frage mich: Was funktioniert hier nicht? Was und wie kann ich es ändern?

Auf diese Weise lerne ich immer noch dazu. Und auf die Offenheit, dazuzulernen, kommt es an.

Problembereiche in der Sprache der Lust – was hindert mich, Zugang zu meiner Lust zu finden?

Unser größtes Sinnesorgan ist die Haut. Das, was wir uns wünschen, wonach wir uns sehnen, ist Freude am körperlichen Genuss. Dieses ist in vielfältiger Art und Weise möglich, wenn wir uns von vorgegebenen Mustern und Erwartungen lösen. Zärtlichkeiten und Berührungen der Haut können uns in höchste Erregung versetzen. Wir können aber auch jede Berührung an uns abgleiten lassen, nichts wahrnehmen. Es ist eine Frage, wie sehr wir uns dem öffnen. Vielleicht erinnern Sie sich noch an die Zeiten, als Sie frisch verliebt waren. Da waren alle Ihre Poren geöffnet. Die Sehnsucht verband Sie mit dem anderen Menschen. Ein Lächeln ließ Ihr Herz höher schlagen. Zarte, halb verborgene Berührungen ließen Sie Energieströme und höchste Glücksgefühle erleben. Das war möglich! Banale Zärtlichkeiten können so erfreulich und erquickend sein.

Was hindert uns, dies so zu erleben?

Es sind unsere vorgegebenen Vorstellungen und Erwartungen davon, wie es zu sein hat, die uns davon abhalten, das Gegebene zu genießen.

Weil es nicht so ist, wie wir es erwartet haben, sind wir enttäuscht.

Wir hadern mit der Situation, vergleichen, beurteilen ... sind sehr mit unserem Kopf unterwegs und spüren in unserem Körper außer Enttäuschung nichts mehr. Wo ist die Lust? Wo ist das Vergnügen?

Je mehr wir uns unter unseren eigenen Erwartungsdruck stellen, desto mehr machen wir zu. Wir sind in unserem Kopf, in unserem Denken gefangen.

Lust und Vergnügen hat etwas mit Hingabe, mit Öffnen zu tun und mit Spüren, mit im Körper sein.

Wenn ich mich der Lust und der Zärtlichkeit hingebe, dann öffnen sich meine Poren, alle Sinne sind wach, ich bin ganz in meinem Körper präsent. Mit der Lust öffnen sich nicht nur die Poren, sondern auch die Blutgefäße, Blut und Lust strömt ein in die Organe der Lust. Die Frau spürt die Feuchtigkeit in ihrem Schoß sich ausbreiten, der Mann spürt Lusttropfen aus seinem Feuerstab austreten, als Vorankündigung des großen Regens. Im ganzen Körper breitet sich Erregung aus, Atmung und Puls gehen schneller, das Feuer der Lust breitet sich aus.

Stelle ich mich als Frau unter die Erwartung, dass ich ähnlich schnell wie der Mann einen Orgasmus erzeugen muss, oder als Frau, die vielleicht noch nie einen Orgasmus erlebt hat, dass ich diesmal es erleben muss, so stehe ich wieder unter Druck und alles verschließt sich in mir. Eigene und fremde Berührungen werden eher als Manipulationen erlebt, um etwas zu erzwingen.

In aller Regel wird dies nicht zu dem gewünschten Ergebnis führen.

Was weiterführt, ist Genuss. Besonders als Frau möchte mein ganzer Körper Lust tanken, von den Haarwurzeln bis zum großen Zeh. Und ich darf das und bin es mir selbst wert, dies so lange zu tun und zu genießen, bis ich davon völlig gefüllt bin, satt bin, was immer dann auch passiert.

Mein Ziel ist, Genuss zu tanken, nicht mehr und nicht weniger!

Frauen sind auch dort wieder sehr verschieden. Wenn eine Frau voller Sehnsucht mit dem Liebesspiel beginnt und die Lust der Berührungen in sich einsaugt und sich davontragen lässt, so braucht dies in der Regel im Minimum 20 Minuten, oft auch viel länger, bis die Welle so hochsteigt, dass sie im Orgasmus überschlägt. Nur wenige Frauen sind zum Teil anatomisch bedingt in der Lage, dass dies in sieben bis zehn Minuten geschieht. Es ist die Aufforderung an alle Frauen: Geben Sie sich selbst Zeit. Genießen Sie es, verwöhnt zu werden, die Lust in sich zu spüren, kosten Sie es aus. Seien Sie es sich selbst wert.

Und ich möchte die Männer bitten: Geben Sie Ihren Frauen Zeit. Begleiten Sie sie in der Lust, schenken Sie ihr Lust, teilen Sie die Lust mit ihr.

Männer können sich selbst blockieren, indem sie eine bestimmte Art des Orgasmus von sich erwarten.

Auch damit verschließen sie sich der gegebenen Situation. Sie drosseln die Energiezufuhr, nur wenig Blut wird hineingepumpt. Sie ziehen sich in ihr Denken und ihren Kopf zurück. Sie fangen an zu beurteilen und zu vergleichen: „Letztes Mal hat es doch geklappt. Warum klappt es diesmal nicht so, wie ich es will?“ Sie ziehen sich immer mehr aus der gegebenen Situation heraus. Sie spüren wenig in ihrem Körper und sind mit der meisten Aufmerksamkeit beim Denken, Beurteilen, Vergleichen.

Lust ist auch ein Spiel mit dem Unbekannten. Sich auf das Unbekannte und Unerwartete einlassen können. Damit tanzen und schauen, was daraus entsteht.

Was haben mir die unterschiedlichen Orgasmen zu sagen? Was erlebe ich dabei? Was bedeutet es für mich?

Für mich als Ärztin sind Körper, Geist und Seele eins. Unser Körper ist gesund und heil, wenn er im Einklang lebt mit Geist und Seele. Alles ändert sich. Geist und Seele suchen Wachstum und Veränderung. Immer wieder geraten wir dabei aber auch mal auf Abwege, tun etwas, probieren etwas aus oder halten an etwas fest, was nicht für uns funktioniert. Dies zeigt sich in körperlichen Störungen. Unser Körper macht es uns sichtbar. Aber unser Körper zeigt uns nicht nur die Störungen, sondern unser Körper ist das Abbild unserer Ganzheit, Ausdruck unseres Seins, Zeichen unseres Wesens.

Auf diesem Hintergrund sind Symptome Zeichen, die auf etwas deuten. Wie Symbole stehen sie für etwas. Sie können aber nur gedeutet und verstanden werden auf dem entsprechenden Hintergrund.

Das heißt, das gleiche Zeichen kann für jeden was ganz Verschiedenes bedeuten. Magenschmerzen können für jeden etwas anderes bedeuten. Jedem liegt etwas anderes schwer im Magen und drückt. Bei jedem gilt es, diese Last auf eine andere Art und Weise zu verdauen und aufzulösen, so dass wir es in unseren Körper/unser Leben integrieren können, so wie wir es mit der Nahrung auch tun.

Schauen wir uns unter diesem Aspekt auch die verschiedenen Formen der Orgasmen an. Welche Bedeutung liegt in ihnen? Welche Symbolsprache? Und wie gesagt, für jeden hat es eine andere ganz persönliche Bedeutung. Und das gleiche Symptom kann auch zu einer anderen Zeit – und damit in einem anderen Zusammenhang stehend – etwas ganz anderes bedeuten.

Die Versteifung des Penis (Erektion) hat auf jeden Fall etwas mit Blutfülle zu tun. Der Zufluss (die Arterien) muss geöffnet, der Abfluss muss verschlossen sein – so funktioniert das Muster, damit es zu einer Erektion kommt.

Es gibt viele Dinge, die daran etwas ändern können. Angefangen von Medikamenten, die Einfluss auf diese Steuerung haben, bis hin zu altersbedingter Arteriosklerose, die den Zufluss verengt. Mit zunehmendem Alter wird allgemein eine Abnahme der Steifigkeit und der Zeitdauer der Steife beobachtet, die individuell sehr unterschiedlich sein kann.

Auch Bestrahlungen und Operationen in diesem Bereich bewirken Veränderungen.

Aber auch trotz dieser äußeren Einflüsse hat unsere innere Haltung einen starken Einfluss auf dieses Muster.

So berichten Männer, dass sie nach medizinischen Eingriffen (Operationen an der Prostata) erst zu keiner Erektion fähig waren. Und je mehr sie es erzwingen wollten, da sie sich in ihrer Männlichkeit in Frage gestellt fühlten, desto weniger funktionierte es. Erst mit dem Abfinden der Situation und nach einem Gespräch mit der Partnerin, in dem sie erfuhren, dass sie von der Partnerin trotzdem noch als vollwertiger Mann gesehen werden, der seiner Partnerin Lust schenken und selbst Lust erfahren kann (wie gesagt, die Orgasmusfähigkeit bleibt bestehen), stellte sich plötzlich auch die Erektion wieder ein.

Je mehr wir unter Anspannung stehen, desto mehr gehen unsere Gefäße zu. Einige kennen auch den Anspannungskopfschmerz, bei Gefäßverengung im Kopf ausgelöst durch Stress. Genauso machen auch die zufließenden Gefäße im Penis zu.

Wofür kann das Zeichen „Orgasmus ohne Versteifung" noch stehen? Was gilt es, mit dieser Veränderung zu lernen? Geht es darum, das Muster loszulassen, immer meinen Mann stehen zu müssen, immer beweisen zu müssen, wer ich bin? Geht es darum, meine eigene Weichheit zu erfahren und anzunehmen? Welche neuen Seiten lehrt es mich in der Körpersprache? In bestimmten Stellungen ist es trotzdem möglich, in die Frau zu gleiten? Welche neuen Stellungen, welche neuen Spiele der Lust lehrt es mich?

Oder geht es im Gegenteil darum, in der Außenwelt zu lernen meinen Mann zu stehen, damit es mir auch im Sexualleben wieder möglich ist? Oft ist das, was es in der Sexualität, der Körpersprache der Lust zu lernen gilt, auch in den anderen Bereichen des Lebens wiederzufinden, ich möchte da an mein Beispiel erinnern (Seite 80).

Oder geht es darum, zu mir zu stehen, so wie ich bin, meine Kraft und Verantwortung anzunehmen? Ja, ich bin ein vollwertiger, ganzer Mann und habe etwas zu geben!

Woran erkenne ich, welche Deutung für mich Bedeutung hat? – Ich merke es daran, ob es etwas in mir in Schwingung bringt, mich anregt, mich beschäftigt – oder ob ich es emotional ablehne, auch dann hat es Bedeutung für mich. Nur wenn ich merke, es berührt mich nicht, es sagt mir nichts, dann hat es keine Bedeutung für mich.

Was könnte hinter dem Zeichen „kein Erguss" stehen. Geht es darum, die befruchtende Energie zurückzuhalten? Geht es darum, sich selbst zu befruchten, sich selbst zu nähren? Mag ich nicht loslassen, nicht geben, nichts verschenken? – Alles unterschiedliche Deutungen, Bedeutungen. Was lehrt es mich? Wohin führt es mich, wenn ich mich drauf einlasse?

Was bedeutet es, beides zu haben, Versteifung und Erguss? Strotze ich dann vor Männlichkeit? Oder bin ich dann in der Lage, nur eine von vier Arten des männlichen Orgasmus zu erleben und habe nur eine eingeschränkte Erlebniswelt?

Im asiatisch-tantrischen Kreis gab es mal die Bestrebung zu lernen, den Erguss zurückzuhalten bzw. nach innen zu lenken. (Ob das heute noch so ist, weiß ich nicht.) Da wurde dieses Muster favorisiert.

Fixieren wir uns nicht auf ein Muster, sondern lernen wir, mit dem zu gehen, was gerade vor uns auftaucht, und es zu genießen.

Gerade in Umbruchszeiten fällt uns das schwer. Wir haben über Jahre etwas aufgebaut, in der Beziehung, in unserem Lusterleben. Es gefällt uns, wir genießen es, wissen es zu schätzen, und von heute auf morgen passiert etwas, sei es durch äußere Umstände ausgelöst oder aus scheinbar heiterem Himmel. Das, was über Jahre funktioniert hat, funktioniert nicht mehr. Und auch wenn wir es immer wieder versuchen, es funktioniert nicht. Frust! Damit haben wir nicht gerechnet. Es verunsichert uns tief. Wir meinen alle gerne, wenn wir im Leben etwas erreicht und aufgebaut haben – einschließlich in der Körpersprache der Lust –, dass es so bleiben müsste.

Dabei lehrt uns das Leben täglich, dass Leben Veränderung bedeutet. Nur in den Bereichen, die wir schätzen, wollen wir das nicht wahrhaben.

Doch am Alten festzuhalten bedeutet, rückwärts gegen den Strom zu rudern. Das kostet bekanntlich viel Kraft, bringt uns aber nicht groß weiter.

Lernen wir mit dem Strom zu schwimmen, mit offenen Augen zu schauen, zu welchen neuen Ufern es uns treibt. Was gibt es dort Neues zu entdecken, neue Erfahrungen zu sammeln? Offen zu sein für das Schöne im Unbekannten – und nicht Anstoß nehmen an jedem grauen Kieselstein! Wir glauben schon alles zu kennen, was gut ist? Weit gefehlt! Das Leben hält noch viele Schönheiten und Überraschungen für uns bereit, wenn wir bereit sind, uns darauf einzulassen.

Was uns auch oft daran hindert, uns unbefangen auf die Freuden des körperlichen Lusterlebens einzulassen, sind von außen an uns herangetragene Urteile, Bewertungen und Erwartungen anderer.

Angefangen von den eigenen Eltern, über Lehrer in der Schulzeit, Kirche, Kultur und Medien (dreimal pro Woche Sex muss sein).

Wenn diese noch gekoppelt sind mit Schuld, Scham, Schande oder Angst, dann sind wir völlig blockiert. (Zum Beispiel: Schäm dich, wenn du nicht dreimal pro Woche Sex mit deiner Frau hast, bist du kein richtiger Mann!)

Schuld, Scham, Schande oder Angst sind Blockierer, nicht nur in der Körpersprache der Lust, sondern grundsätzlich.

Probieren Sie es einmal aus: Wenn jemand auf Sie zukommt und sagt: „Sie sind schuld, dass …" – zieht sich einem schon der Bauch zusammen und man kann gar nicht mehr frei denken.

Wenn jemand ankommt und offen und freundlich fragt: „Hier ist ein Fehler in der Abrechnung, wie ist der da reingekommen?" – So macht es einen frei, darüber nachzudenken: Was hat da nicht funktioniert? Was muss ich nächstes Mal anders machen, damit sich der Fehler nicht wiederholt?

Wenn jemand kommt mit „Sie sind schuld …", haben Sie die allergrößte Mühe, den Kopf frei und klar zu halten, um eine Fehleranalyse zu machen und zu schauen, was man besser machen könnte oder was noch zu ändern ist.

Anderes Beispiel: Nehmen wir an, Ihr Kind lässt eine Tasse fallen. Geht es dann um die Schuldfrage, wer ist schuld? Oder geht es darum, ruhig zu schauen: Was hat hier nicht funktioniert? – Weiter bringt uns die Antwort auf die Fragen: Was hat nicht funktioniert? War das Kind mit seinen Augen woanders, abgelenkt? Was gilt es, beim nächsten Mal besser zu machen? Eine Antwort auf diese Fragen zu finden, heißt Verantwortung zu übernehmen. Die

Schuldfrage bringt nicht weiter. Sie führt nur zu einem schlechten Gewissen, aber nicht zu einer Lösung des Problems für die Zukunft.

Zurück zum eigentlichen Thema: Was hindert uns, körperliche Lust zu genießen? Sind es Urteile, Erwartungen und Bewertungen von anderen, Eltern, Lehrer, Kirche, Medien …?

Es gilt, uns von diesen frei zu machen und für uns selbst zu prüfen: Was ist das, was mir und meiner Partnerin/meinem Partner Spaß, Freude und Vergnügen bereitet in der Körpersprache der Lust und keinem Dritten Schaden zufügt?

Es gibt so viele Arten und Wege, es zu tun. Mit mir selbst oder mit anderen, in homosexuellen oder heterosexuellen Beziehungen. In dauerhaften Partnerschaften oder mit häufig wechselnden Partnern. Mit Spielzeugen, wie Vibratoren und Ähnlichem, oder ohne. Auch Askese ist eine Form des Umganges mit der Körpersprache der Lust. Wir sollten die Vielfalt der Wege achten und respektieren (nicht nur bei uns selbst, auch bei anderen), solange keinem Dritten dadurch Schaden zugefügt wird.

Es geht darum, für sich selbst herauszufinden: Was ist zurzeit meine Art, körperliche Lust zu erleben und auszudrücken? Was tut mir gut? Was ist mein Weg, mein Lernen darin?

Des Weiteren verstellen uns alte Geschichten, Erfahrungen und Verletzungen den Zugang zu körperlicher Freude und Genuss. Über schwere traumatische Erfahrungen habe ich schon gesprochen. Aber manchmal sind es ganz kleine Dinge, an die wir uns kaum mehr erinnern und die doch eine große Auswirkung haben. Zum Beispiel hat ein Mann mal erlebt, dass eine Frau über ihn lachte, als er ihr von seinen Gefühlen erzählte. Das hat ihn tief verletzt und er beschloss, nie wieder von seinen Gefühlen zu erzählen. Den Vorfall hat er fast vergessen, er lebt nur seinen Beschluss. Seine jetzige Partnerin ist eine feinfühlige Frau. Sie würde gerne mehr von ihm verstehen, wissen, wie es ihm geht, was er fühlt, wenn sie sich lieben. Doch er reagiert auf alle Fragen abweisend und verschlossen. Trennendes liegt dann zwischen ihnen. Der Zugang zu einem tieferen Verstehen und zu einer tieferen Verbundenheit ist versperrt.

Um Zugang zu dieser Sperre zu bekommen, braucht es die Erinnerung. Der Mann muss bereit sein, sich an diese für ihn beschämende Situation zu erinnern. Und er muss sich bewusst sein: Das war damals. Meine jetzige Partnerin ist anders. Sie achtet Gefühle von anderen Menschen ganz anders. Sie ist feinfühlig und würde nicht darüber lachen. Und auch ich habe aus der Situation gelernt und würde nicht mehr so naiv einer Frau von meinen Gefühlen erzählen, wenn ich sie kaum kenne. Und ich werde meine Partnerin vorher auf die Bedeutung aufmerksam machen. Ich werde ihr sagen: „Du, ich würde dir gerne auch von meinen Gefühlen erzählen, aber ich möchte es langsam und vorsichtig tun. Dränge mich bitte nicht und bitte lache nicht über mich. Bitte sei sehr behutsam mit meinen Gefühlen. Versprichst du mir das?“

Ich kann mich an die unangenehme Situation erinnern und mich fragen: Wovor habe ich Angst? Was will ich auf keinen Fall? Welche Möglichkeiten habe ich heute, um das zu verhindern? Damals war ich naiv und unerfahren. Heute kann ich sagen, was ich mir dabei wünsche, kann Absprachen treffen (siehe oben).

Heute hätte ich auch den Mut, zu meinen Gefühlen zu stehen und zu fragen: „Warum lachst du?“

Damals war ich nur geschockt. Habe mich wortlos angezogen und bin gegangen. Vielleicht hat sie mich gar nicht ausgelacht? Vielleicht fand sie nur etwas an meiner Ausdrucksweise komisch. Vielleicht hat sie nur gelacht, weil sie Ähnliches empfand, und es war ein befreites Lachen?

Damals hat sie ihm noch nachgerufen: „Geh nicht, ich wollte dich doch nicht verletzen. Ich hab das doch nicht so gemeint.“ Doch er war verletzt und musste sich schützen und zurückziehen.

Hilfreich kann es sein, diese damalige verletzende Geschichte umzuschreiben, in immer andere Formen. In unserem Kopf tun wir das oft. Gut ist es, das auch auf dem Papier zu tun, es rauszubringen und uns dabei selbst zu zeigen, wie viele andere Möglichkeiten eines Endes es gibt. Auf wie viele andere Weisen können wir reagieren/agieren, um ein anderes Ende herbeizuführen?

Und wenn es uns noch nicht möglich ist, auf eine andere Weise zu reagieren, was muss ich mir dann für die Zukunft aneignen und lernen?

Um es auf eine andere Situation zu übertragen: Wenn ich bei Schnee und Eisglätte einen Unfall gebaut habe, kann ich es meiden, bei diesem Wetter zu fahren. Ich meide die Situation, tue es nicht wieder. Im Winter hocke ich immer zu Hause und sage alle Termine ab. Oder ich kann einen Kurs beim

ADAC machen, um zu lernen, bei solchen Witterungsbedingungen zu steuern und zu bremsen. Ich eigne mir also Wissen und Fähigkeiten an, um mit so einer Situation besser umgehen zu können.

Völlig risikofrei ist auch das nicht. Aber ich habe mehr Handlungsspielraum. Wenn mir das Risiko bei extremer Wetterlage zu groß ist, kann ich immer noch zu Hause bleiben. Nur die Vorstellung, dass es einen absolut sicheren und geschützten Ort gibt, ist Illusion. Viele tödliche Unfälle passieren auch in den eigenen „sicheren" vier Wänden. Und um damit wieder auf unser eigentliches Thema zurückzukommen: Auch wenn wir lernen, mit vielen Situationen umzugehen, wird es immer wieder Situationen geben, in denen wir uns ungeschützt fühlen und verletzt werden. Doch wir lernen daraus und Wunden heilen wieder. Beim Laufenlernen sind wir auch nicht aufgestanden und haben es gleich gekonnt, sondern sind immer wieder auf die Nase oder die Knie geflogen (und auch das tat weh!). Aber wir hatten damals nicht den Mut verloren, sondern sind immer wieder aufgestanden und haben es erneut versucht. Wären wir damals liegen geblieben, könnten wir heute noch nicht laufen! Was für ein extrem eingeschränktes Leben wäre das!!!

Umgang mit sexuellen Phantasien

Alle Menschen nutzen in unterschiedlichem Ausmaß ihre Phantasie, um Lust und Erregung zu erleben. Viele malen sich die schönsten Phantasiegeschichten aus, wenn sie sich selbst lieben. Andere nutzen diese Kraft auch zusätzlich, wenn sie mit ihrem Partner/ihrer Partnerin zusammen sind. Einige teilen auch ihre Phantasien mit ihrem Partner/ihrer Partnerin.

Es gibt Phantasien, von denen wir uns wünschen, sie irgendwann einmal ausleben zu können. Es gibt Phantasien, die uns in der Welt der Phantasie erregen und beflügeln, die wir in dieser Form aber nicht wirklich erleben wollen. In der Phantasie genießen wir die grenzüberschreitende Kraft der Begierde. In der Phantasie können wir uns als Frau vorstellen, dass ein Mann so begeistert ist von unseren erotischen Reizen, dass er uns mitten auf einem Fest die Kleider vom Leib reißt und uns vor allen anderen liebt. Diejenige zu sein, die solche Reize, solche Kraft hat, dass ein anderer alle Grenzen der gesellschaftlichen Konventionen überschreitet, erregt uns in unserer Phantasie aufs

Höchste. In der Realität möchten wir so etwas aber nicht erleben, da würden wir eher in Grund und Boden versinken aus Schamgefühl.

Welche Phantasien erlauben wir uns in unserer Phantasie? Dürfen wir dort als Frau mehrere Männer und als Mann mehrere Frauen lieben oder verletzt das unser Treuegefühl unserem Partner gegenüber? Können wir die feine Grenzlinie ziehen zwischen Phantasie und Realität? Können wir in der Phantasie als orgastisches Wesen in unserer Lust schwelgen, die uns mit allem verbindet, alle Formen und Gestalten annehmen kann und davon die Realität unterscheiden, in der wir gewählt haben, mit diesem Partner unsere Lust zu gestalten?

In der Phantasie kann ich mir als Mann vorstellen, mit allen Nachbarinnen lustvolle Abenteuer zu erleben. Schwierig wird es, wenn diese Phantasien in die Realität überschwappen und ich allen Nachbarinnen hinterherstarre und meine eigene Frau dabei völlig aus den Augen verliere.

Ich darf Phantasie und Realität nicht verwechseln. In meinen Träumen kann ich mir ausmalen, wie alle Nachbarinnen von meiner erotischen Ausstrahlung als Mann begeistert sind. Doch das ist nicht die Realität. In der Realität habe ich mir gewählt, mit meiner Frau zusammen Zweisamkeit, Lust und Vergnügen zu teilen. Habe ich aber die Wahl getroffen, lieber mit allen Nachbarinnen zu flirten, statt die Beziehung mit meiner Frau zu leben und zu gestalten, so habe ich die Konsequenzen zu tragen, die dieses Verhalten hervorruft. In der Phantasie sind die Konsequenzen oft lustvoller als in der Realität.

Ich möchte damit sagen, wir haben die Möglichkeit, in unserer Phantasie grenzüberschreitende Lust zu erfahren, die unser Leben und unsere Lust bereichert, wenn wir zwischen Phantasie und Realität unterscheiden können. Dabei werden wir auch auf Phantasien stoßen, die wir wirklich einmal gerne ausprobieren und ausleben wollen, so sie nicht auf Kosten anderer gehen. Andere aber sind gut im Reich der Phantasie aufgehoben.

Nun gibt es aber auch Phantasien, die uns verunsichern und bedrohlich erscheinen.

Angefangen bei der Phantasie als Frau mir vorzustellen, mehrere Männer gleichzeitig zu lieben. Oder als Mann in der Phantasie zu erleben, dass da immer andere konkrete Frauen auftauchen, zu denen ich mich hingezogen fühle. (Frauen scheinen in der Phantasiewelt sich eher schemenhafte, unpersönliche

Männer oder Frauen vorzustellen, während bei Männern diese Gestalten eher ganz konkrete Personen sind.)

Sofort taucht die Frage in uns auf: Liebe ich meinen Partner, meine Partnerin nicht mehr, dass ich in meiner Phantasie so viel an andere Männer oder andere Frauen denke? Und wir versuchen, uns vielleicht diese Phantasien zu verbieten.

Ich glaube, dass das eine mit dem anderen nicht unbedingt etwas zu tun hat. Ich kann meinen Partner sehr lieben und wissen, dass kein anderer Mann mich so gut kennt und versteht, dass mit keinem anderen solche lustvollen und tiefen Begegnungen möglich sind in so vielfältiger Art. Doch meines Erachtens streben wir in unseren sexuellen Phantasien nach Erweiterung und Verbundenheit mit allem. Diese grenzüberschreitende Energie möchte sich in der Phantasie in alle Richtungen ausdehnen.

Warum sollten wir diese begrenzen, solange sie uns bereichern, uns beglücken und wir uns damit wohl fühlen und auch in den Alltag hinein sich diese positive Kraft bemerkbar macht. Schön, wenn ich in der Phantasie mich mit vielen Männern verbinden kann und meinen Mann anschauen kann und dabei weiß, wie sehr ich ihn liebe und wie glücklich ich mit ihm zusammen bin.

Es gibt aber auch Phantasien, die mich richtig erschrecken und einen schlechten Nachgeschmack in mir hinterlassen. Das, was ich mir als Geschichte da ausgedacht habe, war am Ende nicht wirklich schön und erregend, sondern eher abstoßend und unangenehm. Indem wir in unseren Phantasien wagemutig sind und viel dort ausprobieren, geraten wir auch in Bereiche hinein, in denen wir uns nur noch unwohl fühlen und schauen müssen, wie wir diese schnellstmöglich wieder verlassen. Solche Phantasien können uns nachgehen und lehren uns, auch unsere Phantasien mit bedacht zu wählen.

Und dann gibt es Phantasien, da spielt eine gewisse Art von Zwang eine Rolle. In unserer Phantasie werden wir auf eine gewisse Art „gezwungen", sexuelle Handlungen vorzunehmen, und finden dies sehr erregend. Mich haben diese Phantasien jahrelang verunsichert. Ich fand sie auch bei anderen Frauen und Männern, fand sie auch in den Büchern von Nancy Friday („Die sexuellen Phantasien der Frauen", „Die sexuellen Phantasien der Männer", Rowohlt Taschenbuch Verlag, Reinbek bei Hamburg, 1980 bzw. 1983).

Erst indianisches Wissen half mir, sie zu entschlüsseln.

Da wir in einer Kultur stehen, die vieles in der Körpersprache der Lust unter Tabu stellt, erlauben wir uns selbst nicht, uns unsere geheimsten Wünsche einzugestehen. In der Phantasie zwingt uns jemand anders dazu, diese auszuleben. Das ist die Kraft, die hinter diesem Zwang steht: Jemand anders zwingt uns, unsere geheimsten Wünsche und Sehnsüchte auszuleben.

Wenn uns jemand fragen würde: „Was sind deine geheimsten Wünsche und Sehnsüchte?" Wir wüssten keine Antwort darauf. Nur durch die Hintertür der erregenden Phantasie von der erzwungenen sexuellen Handlung schleichen sie sich in unser Bewusstsein.

Dieser Zwang hat nichts mit körperlicher Gewalt oder Schmerzen zu tun. Es geht nicht darum, dass jemand in der Phantasie Freude an Schmerzen hat oder Freude daran hat, anderen Schmerzen zuzufügen. Dieser Zwang dient nur dazu, die Verantwortung für diese sexuellen Handlungen abzugeben, um diese „schuldfrei" genießen zu können. Ich kann auch in meiner Phantasie nichts dafür, ich wurde in der Phantasie dazu gezwungen, so etwas (in der Phantasie) zu tun, und es war sehr erregend.

Ein Teil der Domina-Figur in der Prostitution trägt diese Kraft. Die „Domina", die „Herrin", zwingt im Rollenspiel ihren Kunden, seine geheimsten Wünsche auszuleben. Der Zwang ist hier gespielt, angedeutet. Es geht nicht darum, jemandem wirklich Schmerzen zuzufügen.

(Lust daran Schmerzen zu empfangen oder Lust daran jemandem Schmerzen zuzufügen, ist der Bereich des Masochismus/Sadomasochismus und liegt außerhalb meines Erfahrungsbereiches. Ich kann dazu nichts sagen.)

Die Domina trägt eine große Kraft. Und ihre Kraft liegt doch eigentlich darin, dem anderen zu helfen, seine geheimsten Wünsche auszuleben. Mit dieser Aufgabe dient sie ihm.

Natürlich ist diese Rolle auch umgekehrt möglich, dass ein Mann als „Herr" der Frau befiehlt, sexuelle Handlungen vorzunehmen, die für sie unter Tabu stehen, aber ihren geheimsten Wünschen entsprechen.

Nie aber geht es darum, den anderen zu etwas zu zwingen, was für ihn abstoßend, unangenehm, ekelig oder schmerzvoll ist!!!

Der „Herr“ oder die „Herrin“ dienen eigentlich dem, der scheinbar abhängig ist.

Wenn Mann und Frau sich auf ein solches Rollenspiel einlassen wollen, braucht es großes Vertrauen zueinander und die klare Absprache eines Codewortes, um das Spiel jederzeit sicher abbrechen zu können, wenn es für einen von beiden nicht mehr stimmig ist. Mann und Frau können mit sehr vorsichtigen, scheinbaren Zwängen anfangen, aus denen der andere, wenn er/sie es will, sich leicht lösen kann. Es ist auch möglich, dass die Inhalte genau oder zum Teil vorher abgesprochen werden. Sehr wichtig ist auf jeden Fall ein Nachgespräch, in dem jeder ehrlich erzählt, wie es ihm gefühlsmäßig ergangen ist.

Prostitution

Da ich in diesem Buch schon zweimal dieses Thema gestreift habe, möchte ich noch etwas genauer darauf eingehen. Prostitution hat in meinen Augen viele Gesichter.

Es hat zum einen das Gesicht, dass sich Menschen verkaufen oder verkauft werden. Menschen werden in die Prostitution gezwungen. Kinder und Jugendliche werden in armen Ländern verkauft, weggegeben für Geld und müssen sich Schmerzen und Zwang hingeben für ihr eigenes und das Überleben ihrer Familien. Nicht wenige sterben innerlich, können nichts mehr fühlen, verlieren ihre Lebenskraft oder halten sich nur am Leben, um das Überleben ihrer Familie zu Hause zu gewährleisten. Viele ertragen es nur mit Hilfe von Drogen und die Sucht nach Drogen hält sie am Leben.

Hier wird sexuelle Energie missbraucht. Für diese Menschen hat das nichts mit Lust zu tun. Sie verkaufen ihren Körper. Sie erleben Schmerz und Ekel. Sie wollen nicht das tun, wozu sie gezwungen werden. Ihre Gefühle schreien auf, alles wehrt sich in ihnen, und es wird von einer größeren Macht erstickt, bezwungen. Drogen dienen als Schleier des Vergessens. Der innere Tod ist die Flucht aus diesen unhaltbaren Zuständen.

Das heißt, sexuelle Energie zu missbrauchen, hier dient sie nicht dem Leben, sondern zerstört Leben.

Ein Teil der Prostitution hat sich aus der heilenden Kraft der sexuellen Energie entwickelt. Das Gewerbe der Prostitution ist uralt. In uralten Zeiten gab es im Frühling diese Feste, wo die Kraft der Fruchtbarkeit gefeiert wurde im Einklang mit der Natur. Wir spüren noch immer im Frühling, wie die Lust in uns ansteigt. Draußen ergrünt alles, das Leben sprießt neu. Und auch in uns will es sprießen und gefeiert werden, die Freude an der Lust zu leben. Die Freude der Lebenslust. Und wir vereinen uns in der Lust, in der orgastischen Energie.

Die Kraft der Lust, die Kraft der Fruchtbarkeit, aus der alles Leben entsteht, Pflanzen, Tiere, Menschen, wurde damals noch ganz anders geehrt. Sie wurde als sehr viel schicksalhafter und weniger steuerbar erlebt. Dass im Frühling alles wieder ergrünt und erblüht, die Tiere sich vermehren, bedeutet, dass das Leben weitergeht, dass wieder Nahrung zu finden ist. Dies wurde gefeiert in der Kraft der Lebenslust. Die lebenspendende und wohltuende Kraft der sexuellen Energie war den Menschen vertraut.

Mit ihr zu Diensten zu sein, andere mit ihr zu nähren, war einigen Frauen vertraut. So wie einige Frauen durch das Sammeln von Beeren und Kochen von Essen anderen, der Gemeinschaft zu Diensten waren und diese nährten. Es war eine von vielen Arten, wie frau etwas für die Gemeinschaft tun konnte.

Jede tat es so, wie sie ihre Fähigkeiten und Begabungen in sich spürte und sich dazu berufen fühlte. Die einen fühlten sich berufen, Beeren zu sammeln, die anderen Kräuter, die Nächsten Getreide anzubauen. Die einen dienten den anderen mit ihrer Fähigkeit, gut auf Kinder aufpassen zu können, die anderen, indem sie ihnen den Rücken auf angenehme Weise massierten, und wieder andere, indem sie anderen Wohlgefühl verschafften mit Hilfe sexueller Energie.

Wenn wir dies tun aus unseren Fähigkeiten und Gaben heraus, weil wir es gerne und aus freiem Willen tun, dann nährt uns jede Tätigkeit zurück.

Und wir fühlen uns in jedem Beruf missbraucht und ausgenutzt, wenn wir es nicht im Einklang mit unseren Fähigkeiten und Begabungen tun, wenn wir uns nicht dazu berufen (hingerufen) fühlen und wenn wir es gegen unseren Willen tun.

Ich kann mich als Serviererin in einem Restaurant völlig ausgenutzt und missbraucht fühlen. Mich zieht es dazu, Bücher zu schreiben, stattdessen muss ich immer lächeln, immer höflich sein, mir alles gefallen lassen, immer aufmerksam sein (statt zu träumen und an meinem Roman weiterzuspinnen). Und es kostet mich viel Kraft, mich zu beherrschen und nicht aus der Rolle zu fallen. Nach wenigen Stunden bin ich völlig erschöpft von diesem Job.

Jemand anderem ist es die größte Freude, andere zu umsorgen und zu verwöhnen in „seinem" (es muss noch nicht mal ihm gehören) Restaurant. Er freut sich, wenn seine Gäste sich wohl fühlen. Sie mit seinem Strahlen zum Lächeln zu bringen, ist ihm das größte Vergnügen. Bei der Arbeit blüht er auf.

So kann es für eine Prostituierte auch Berufung sein, diesen Beruf zu leben. Sie tut es einfach gerne, anderen mit ihren Fähigkeiten Freude, Wohlgefühl, Lust und Vergnügen zu bereiten. Die Frage ist, in welchem Milieu kann sie das so gestalten, dass sie frei ist von Drogen, einengenden Abhängigkeiten wie Zuhälterei, frei von Bedrohungen, Anfeindungen, Ausgenutztwerden und Abwertungen. Selbstorganisationen von Prostituierten, die vor einigen Jahren entstanden sind, sind ein Weg dahin.

Es gibt Tantrahäuser, wo Frauen und Männer andere Menschen mit speziellen, erotischen Tantramassagen verwöhnen. Hier fließt das alte asiatisch-tantrische Wissenserbe mit ein. Auch hier leben Frauen und Männer ihre Berufung, andere mit ihren wohltuenden und heilenden Fähigkeiten im Umgang mit der sexuellen Energie zu verwöhnen.

Und natürlich gibt es – wie in jedem Beruf – auch diejenigen, die diesen Beruf wählen, um an das schnelle Geld zu kommen. Sie fühlen sich nicht dazu berufen. Sie tun es, weil sich so schnell Geld verdienen lässt. Sie fühlen nichts dabei, weder hingezogen sein noch abgestoßen sein, es ist ihnen egal. So wie auch der Beruf des Kellners für einige ein guter Job zum Geldverdienen ist. Es erschöpft sie nicht, es lässt sie nicht aufblühen, es ist einfach okay.

Das sind meines Erachtens die verschiedenen Gesichter der „Prostitution", wo mit den Fähigkeiten im Umgang mit sexueller Energie Geld verdient wird. Es ist eigentlich nicht anders als in anderen Berufen, nur da es einen Tabubereich trifft, haben wir eine andere Wahrnehmung davon. Zusätzlich macht es bei dieser potenziell lebenspendenden Kraft einen riesigen Unterschied, in welcher Haltung sie gelebt wird, da sie sich abhängig von der Haltung auch ins Gegenteil verkehren kann.

Lustlosigkeit – Was beeinflusst die Lust?

Immer wieder hören wir Klagen über Lustlosigkeit. Wenn Lustlosigkeit das Problem ist, müssen wir erst mal fragen: Was ist Lust? Was hat alles Einfluss auf unsere Lust?

Immer wieder wurde ich in der Praxis gefragt: „Können Sie mir nicht ein paar Hormone verschreiben, damit ich wieder Lust habe?"

Ja, Hormone haben Einfluss auf unsere Lust, besonders männlichen Hormonen wird dies nachgesagt. Doch allein mit der Gabe von Hormonen lässt sich nicht jede Lustlosigkeit beseitigen. Woraus sich unsere Lust zusammensetzt, ist komplexer. Vieles spielt da mit hinein. Einiges habe ich im Laufe dieses Buches schon erwähnt.

Die stärkste Begierde erfahren wir in der Pubertät und in jedem neuen Verliebtsein. Je länger eine Beziehung dauert, desto mehr kann Vertrauen, Geborgenheit und Sicherheit wachsen, desto mehr kann das prickelige Unbekannte seine Kraft verlieren. Außer wir schaffen es, immer wieder neue überraschende Seiten an uns selbst zu entdecken und sie dem anderen zu präsentieren. Außer wir bleiben wach für die Vielseitigkeit unseres Partners und sind bereit, uns zusammen auf immer wieder Neues und Unbekanntes einzulassen.

Anregungen und Rezepte für Abenteuer in der Zweisamkeit hat eine andere Autorin gesammelt. Dies ist nicht meine Gabe.

Während wir in der westlichen Welt es gewöhnt sind, uns Gedanken zu machen, was Frau oder auch Mann alles aus einer Kartoffel zaubern kann, oder hundert Rezepte für die Verarbeitung von Brokkoli zu sammeln und zu veröffentlichen, hat Lou Paget ein Tabuthema in Angriff genommen.

Warum soll jeder allein nur herausfinden, welche Erfolgsrezepte es in der Kunst der Liebe gibt und bei drei Entdeckungen stehen bleiben. Wenn schon allein der Umgang mit Kartoffeln so vielfältig sein kann, dass er ganze Kochbücher füllt, wie viel mehr Gewinn für alle muss das Sammeln von Kochrezepten in der Kunst der Liebe bereithalten.

Lou Paget hat sich dies in Seminaren mit Frauen und später auch mit Männern zur Aufgabe gemacht. Diese „Kochrezepte“ hat sie in zwei Büchern zusammengestellt („Der perfekte Liebhaber“, „Die perfekte Liebhaberin“). Wichtig ist dabei, dass sie dies in einer wertschätzenden Sprache geschrieben hat. Ich schätze an ihren Büchern, dass es ihr darum geht, über die Lust Verbundenheit zu kreieren. Mich haben andere Bücher immer abgeschreckt, in denen ich nach Wegen der Lust suchte („Kamasutra“, „Das Tao der Liebe“) und akrobatische Kunststücke von unterschiedlichen Sexstellungen fand, die eher anstrengend und befremdend als lustfördernd wirkten. Ich konnte mir nicht vorstellen, mich dabei meinem Partner besonders nahe und verbunden zu fühlen.

Die Autorin schreibt auch selbst: „Möge jeder schauen, was nach seinem Geschmack ist.“ So wie nicht jedem Wirsingkohl schmeckt, muss auch nicht jedes Rezept in der Kunst der Liebe nach dem eigenen Geschmack sein. Bereichert mit neuen Ideen können Mann und Frau sich auch ihr eigenes Gericht neu zusammenstellen.

Für neue Abenteuer in der Zweisamkeit kann ich diese Bücher nur empfehlen.

Nicht nur die Hormone, auch die Psyche spielt in unserer Lust eine große Rolle. Angst vor Schmerzen blockiert die Lust total. Angst und Unsicherheit lässt die Lust erlahmen. In Situationen, die uns viel Kraft kosten, versiegt die Lust, wie in Zeiten hoher beruflicher Daueranforderung oder in Zeiten schwerer Schicksalsschläge. Auch mit zunehmendem Alter lässt die Lust nach. Wenn wir dann darauf warten, dass wie früher die Lust sich irgendwann meldet und kräftig an die Tür klopft, damit wir uns auf sie einlassen und etwas mit ihr anfangen, können wir womöglich ewig warten.

Ich vergleiche diese Zeiten gerne mit dem Joggen nach der Winterpause. Man weiß noch, dass es früher gutgetan hat, aber Lust, mit dem Joggen anzufangen, hat man keine. Da hilft nur die Erinnerung und sich aufzuraffen und es wieder zu tun. Am Anfang ist alles noch etwas schwerfällig, aber mit der Zeit wird es besser und es fängt wieder an, Spaß zu machen.

So kann es uns auch mit der Körpersprache der Lust ergehen. Körperliche Sehnsucht danach, so wie früher, spüren wir nicht, aber wir wissen noch: Früher hat uns das gutgetan, Spaß gemacht. Und dann müssen wir uns einen Anstoß geben, eine schöne Atmosphäre schaffen, den anderen mit einer sanften Massage verwöhnen und erleben, wie sich beim gegenseitigen Verwöhnen die Freude an der Körpersprache der Lust wieder einstellt.

Liebe und Lust ist nicht einfach da, sie will immer wieder neu geschaffen werden.

Ich wünsche Ihnen viel Freude dabei.

Traum

Ich habe einen Traum. Ich habe den Traum, dass wir lernen können, unsere Ängste, Enttäuschungen und Verletzungen, die uns blockieren, und auch unsere einengenden Konzepte loszulassen.

Dass wir verzeihen und dass wir neu auf den anderen zugehen. Dass wir unsere Augen öffnen für das, womit wir den anderen verletzt haben, missachtet in seinen Gefühlen, abgewertet. Dass wir dies erkennen, anerkennen und uns dafür entschuldigen und daraus für die Zukunft lernen.

Dass wir auf diese Weise anfangen, uns neu zu öffnen, neu aufeinander einzulassen immer wieder in Freiheit, ohne den anderen besitzen zu wollen oder zu besitzen. Liebe und Seelenberührung ist ein Geschenk der Freiheit und achtet die Person des anderen in ihrer Eigenständigkeit und Vielschichtigkeit ihres Wesens.

Und dass wir lernen, den Raum der Lust jenseits von Scham und Tabu zu betreten. Dass nicht nur unsere Körper sich dabei berühren, sondern gleichzeitig auch unsere Worte, Gedanken und Gefühle. Dass wir in diesem Austausch und in diesen Berührungen unsere eigene Natürlichkeit und Schönheit entdecken, und die Natürlichkeit und Schönheit des anderen. Dass wir wagen, die Vielfältigkeit unseres Selbst zu entdecken und zum Ausdruck zu bringen, und dabei auch Achtsamkeit dem anderen Gegenüber zu bewahren. Dass wir lernen, Geist, Körper und Seele im Akt der Liebe und der Lust miteinander zu verbinden, indem unser Körper lernt, sich frei zu bewegen, als Ausdruck unseres Selbst, und wir unsere Gefühle und Gedanken dabei gleichzeitig auszusprechen wagen.

Worte und Körperausdruck verweben sich, alle Sinne tanzen gemeinsam im gegenseitigen Miteinander.

Dies alles ist eingebettet in eine Atmosphäre der Achtsamkeit und Wertschätzung, der Verbundenheit, der Sinnlichkeit und der Ehrlichkeit. Es entspricht unserer eigenen Natürlichkeit und Wahrhaftigkeit, und mit dem Lachen in unserem Herzen führt es uns in das Zentrum unseres Seins. Es stillt unsere Sehnsucht nach Lust und Erweiterung.

In dieser Natürlichkeit ist alles erlaubt und wir finden alles: Gehaltsein und Halt schenken, Tiefe und Lust, Geborgenheit und neugieriges Entdecken … Es ist mehr, als wir uns vorstellen können. Es entsteht aus der achtsamen Verantwortung uns selbst und dem anderen gegenüber. Es ist eine Quelle der Kraft, es stillt unseren tiefsten Hunger, und mit dieser Energie genährt, können wir uns den größeren Herausforderungen des Menschseins stellen.

Möge dieser Traum wahr werden!

Nachwort

Ich möchte all denen danken, die mir auf vielfältige Weise geholfen haben, dieses Buch zu kreieren. Es sind die bereichernden Gespräche mit Frauen und Männern im Anschluss an meine Vorträge. Es ist das, was ich sowohl in meiner Arbeit als Ärztin und Gynäkologin erfahren darf wie auch in meinem Alltag als Frau und Mutter und Partnerin, was in dieses Buch mit einfließt.

Ganz besonderer Dank gilt dem Wissensschatz der „Twisted Hairs“, das als Hintergrundwissen dieses Buch in besonderer Weise nährt. Die „Twisted Hairs“ haben es sich zur Aufgabe gemacht, das vielfältige indianische Wissen der unterschiedlichsten indianischen Stämme zu bündeln und miteinander zu verflechten (Twisted Hair = geflochtenes Haar) und weiterzuentwickeln, und dies geschieht seit vielen Jahrhunderten, um nicht zu sagen Jahrtausenden. Zurzeit wird dieses Wissen gehütet vom „Deer Tribe“ und von Lehrerinnen und Lehrern weitergegeben, die in der „Deer Tribe Metis Medicine Society“ organisiert sind (Internetadresse: www.dtmms.org). Ganz besonderer Dank gilt Harley *Swift Deer* Reagan als leitender Lehrer des „Deer Tribe“, der mir die Erlaubnis gab, dieses Wissen in dieser Form zu veröffentlichen.

Mein Dank geht aber auch an alle Menschen auf allen Kontinenten, die mit mir auf der Suche sind, eine neue Art des Frauseins und des Mannseins zu leben in gegenseitiger Wertschätzung und Verbundenheit. Und die auf der Suche sind nach neuen Wegen in der Partnerschaft und in der Körpersprache der Lust, jenseits all der Muster, die uns so viel Schmerzen bereiten.

Hinweisen möchte ich in diesem Zusammenhang auf wenige Bücher von Menschen, die dazu in unserem Kulturkreis in meinen Augen einen besonderen Beitrag leisten:

1.) **Jellouschek**, H.: ist Paartherapeut und Autor diverser Bücher. Wegweisend halte ich seine „10 Punkte, was wichtig ist, eine Partnerschaft lebendig zu halten“ (in Vorträgen veröffentlicht und zum Teil in verschiedenen seiner Bücher).

2.) **Coelho, P.: Elf Minuten,** Diogenes Verlag, Zürich 2003. – Romanhaft aufgearbeitete Gedanken zur Körpersprache der Lust. Besonders im zweiten Teil fühle ich mich sehr angesprochen und mit meinen Gedanken wieder. Paulo Coelho beschreibt auch die Gefahr der Abhängigkeit im Schmerz der Lust. Es gibt meines Erachtens vielfältige Arten, wo wir Schmerz und Lust in Beziehungen miteinander verweben und an Schmerz in der Lust festhalten. Im Unterschied dazu gibt es meines Erachtens einen läuternden Schmerz, den wir aushalten, durch den wir hindurchgehen, um so Zugang zu etwas Neuem jenseits des Schmerzes zu bekommen.

3.) **Paget, L.: Der perfekte Liebhaber**, Goldmann Verlag, München 2001 [Ideenbuch für Männer].
Paget, L.: Die perfekte Liebhaberin, Goldmann Verlag, München 2000 [Ideenbuch für Frauen]. - Auf die Fähigkeiten von Lou Paget mit diesen Büchern uns allen ein „Kochbuch“ in der Körpersprache der Lust in einer wertschätzenden Sprache zur Verfügung zu stellen, habe ich schon im Buch verwiesen.

Urte Skorzinski

FrauSein trotz Krebs

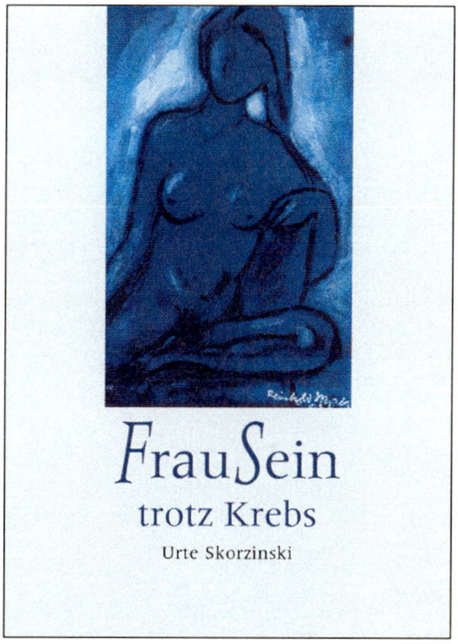

Durch eine Krebserkrankung wie Brustkrebs oder Unterleibskrebs erleben viele Frauen eine tiefe Verunsicherung in ihrem Frausein. Mit diesem Buch eröffnet die Gynäkologin Dr. med. Urte Skorzinski ein neues Körperbild und Selbstverständnis des Frauseins. Darüber hinaus entwickelt sie einen neuen Zugang zu unserer Körpersprache der Lust – zur Sexualität. Sie befreit sie aus ihrer Begrenzung auf das Mechanische und zeigt auf, wie sich Körper, Geist und Seele in dieser Körpersprache der Lust verweben.

Ein Buch speziell für krebserkrankte Frauen und zugleich auch lesenswert für jede Frau, denn die geballten Herausforderungen der krebserkrankten Frau kennen in weniger dichter Form viele Frauen aus ihrem Alltag: Wer bin ich, wenn mein Köper nicht so funktioniert, wie ich es erwarte? Auseinandersetzung mit einem veränderten Körperbild. Wechseljahresbeschwerden. Lustlosigkeit. Was bedeutet Frausein jenseits der körperlichen Fruchtbarkeit?

Frauen, zum Teil sehr junge Frauen, die zeitgleich mit dieser bedrohlichen Erkrankung sich diesen Herausforderungen stellen müssen, finden in diesem Buch Antworten, die uns allen weiterhelfen können.